# 元炁

## 敦煌
## 能量舞

諶瓊華——著

## 推薦序一
# 最美麗的身心靈療癒之路

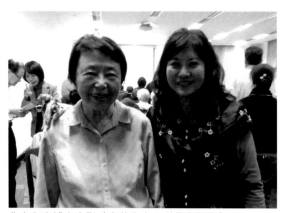

作者與崔博士合影（中華生命電磁學會年會）

初識作者誑女士是在中華生命電磁學會的年會上，知道她就是那位有名的敦煌舞的創始舞者之後，不僅好奇，一位專業的藝術家，為何會出現在這種研究科學醫學的集會裡，有緣成朋友，特別是看到她及舞團的演出之後，才知道，她是一位十分難能可貴的中華文化的薪傳人。因為她的舞蹈並不是模仿或承襲，而真正是本著她原有的舞藝的根基，在敦煌石窟中，觀察，研究，再沉潛淺修練卅多年，方始能承襲到它的精萃，而能編出來這麼一

敦煌能量舞——元炁 002

套有內容，有功法，卻又美麗動人的舞藝。更重要的是，因為她是一位極好的老師，因此她能十分細心的把內涵極豐碩，學理卻艱辛的深厚的文化結晶，用幾個階段的「舞姿」表達出來，變成一種人人可學的療疾復康保健養生的最美麗的捷徑。

她去科學研究的聚會，因為她瞭解敦煌舞的特點是在於其舞姿基本的S型，同中外古今用在許多基本結構上的符號有共同性，例如細胞核中雙股螺旋DNA，太極圖或者易經中八卦的爻等，而舞蹈本身的「旋轉」也都符合「物理撓場」的左旋，右旋；氣功氣動時的八字走向，都可以用「舞姿」表達。因此她不住的追求能解釋「能量」的「新知」，多年的研究後，她具體的提出了結論；敦煌舞，就是一種「能量舞」，結合了「太極能量符號」，以敦煌天人舞姿，能產生共振頻譜，去接受「大宇宙」的信息因而能獲得能量，讓人們得到「身，心，靈」整體的健康。這也正是本人一直追尋的目標。本書不止是包含了敦煌舞研發的歷史，理論及科學根據，更有詳細的「功法」「舞姿」的講解及示範，真是一本「秘笈」及「寶典」，盼幸運的讀者，勿失擁有的良機。

國際醫學科學研究基金會董事長

新圓山診所院長

夏威夷大學公共衛生學院醫學院永久教授

崔玖

# 幾何形狀的奧秘

**我**從1987年在國科會的支持下開始了氣功的研究,想了解自古流傳下來的練氣是否確有其事,並嘗試去了解「氣」到底是什麼樣的物理現象?很快的我就根據「禪密功」的秘笈,在短短的三次練習中,就產生了「氣集丹田」的現象,讓我了解到「氣功」是確實存在的人體現象,也堅定了我往後繼續研究下去的決心。後來在眾多練氣師父的協助下,讓我們從師父練功時腦波的變化,發現了兩種「氣功態」,一種是「入定態」,一為「共振態」。佛家的「坐禪」(即靜坐)與道家的「放空」、「入靜」等功法相當接近,都是在靜坐中,或者什麼也不想,或是數息或守竅,這些功法會大幅降低腦 $\alpha$ 波的振幅,甚至把整個 $\alpha$ 波都抑制住了,這種生理狀態定義為「入定態」。另一種練功法屬於道家及佛教密宗的練法,即氣集丹田,打通任督二脈及大小週天的功法。練功時腦 $\alpha$ 波功率大幅增加從1.5到5倍都有,是一種腦內電活動與身體經穴產生共振的狀態,定義為「共振態」。而練功進入高功能狀態似乎都是「入定態」,也就是不同門派修練的最後目的都是要進入「入定態」。

　　我就是在這種機緣下認識諶瓊華老師,她當時在教導

敦煌舞,是她從敦煌石窟中的舞蹈藝術參悟而編導出來。她發現敦煌石窟中飛天菩薩S型的舞姿,充滿了神秘的能量,根據古籍的說法,這是氣功融合於舞姿而形成的一種獨特的體態。為了驗證這種說法,因此她來找我希望量量她跳舞時的腦波。我對於不同的練功法都有興趣,跳舞就是練功的概念與一般動功似乎也沒有太大的分別,我能夠接受,因此我就安排時間到新光醫院去量腦波。我們測量的程序是先取沒有跳舞時的背景腦波數據,然後再展開舞姿。令我驚訝的是當諶老師雙手一展,準備跳舞之時,整個腦 $\alpha$ 波突然消失,大腦靜了下來進入了「入定態」,一直保持到跳舞結束。這表示諶老師藉由跳敦煌舞,已經進入很高的氣功狀態。

這幾年來,我們對於氣的本質的物理機制做深入的研究,理論上發現帶自旋物體旋轉會產生撓場,也會傳播。而撓場的穿透性質與中國傳統所說的「氣」有非常密切的關係。更進一步研究發現,氣場會與一些特殊的形狀或符號如螺旋、八卦產生交互作用,導至氣的匯集與作用。比如兩種植物種成圓形,如果排成太極圖,則兩種植物從小到大,互不侵犯,長得豐滿茂盛。但是如果種成兩個半圓,就會互相侵犯對方領域,產生形變。這讓我意識到能量舞的特殊S型身姿,是否也隱含了時空結構的一些特質,即使是簡單的扭轉手臂與身軀,創造出一種特殊形狀,也會導致時空結構的變化而與氣產生作用,引導天地的能量注入身體。我相信未來的研究應該可以釐清。

在諶老師出書之際，我感佩她能根據千年敦煌壁畫，以及自己的體會，結合氣功而創造出新的舞蹈－敦煌能量舞，特為文以推薦，並預祝新書成功。

台大電機系教授

李嗣涔

作者序
# 身心靈的自然療癒

## 一、源起

從1989年開始研究敦煌石窟舞蹈乃至2002年敦煌能量舞的研發；歷經研究、修練、傳授、發展長達三十餘年。

　　經歷敦煌修行、印度靈修、馬來西亞閉關，沉潛修練冗長過程。終於從敦煌舞蹈中解析出其中蘊含的「敦煌舞姿元素」以及宇宙太極的「太極能量符號」，兩者對於能量舞的功法與理論解析是極為重要的結構元素。

　　作者也得到國科會、中央大學的專家學者應用科學儀器多次的腦波測試得到佐證，因修練敦煌能量舞會大幅降低腦 $\alpha$ 波的振幅甚至整個 $\alpha$ 波都抑制住了，達到氣功高層次的「入定態」。

　　本書能量舞——「元炁」的著作出版歷經三年餘，作者深層體悟的經歷，以及學員練功過程身心靈的轉化心得分享。

　　完成一本關於現代文明病症自然療癒的養生功法書籍，希望對社會大眾的健康養生有所助益，已出版的養生書籍《敦煌經絡養生操》、《敦煌能量功——禪悅舞》，皆與本書功法——「元炁」有相互輔助的關係。

## ❦ 大自然的療癒方法

自然療癒有多種方法：音樂、舞蹈、歌唱、戲劇、氣功、瑜珈、信仰。其他如植物、花精、動物以及愛心、奉獻、熱心、公益……皆涵蓋了大自然的各種療癒方法。

## ❦ 氣功·舞蹈自我療癒

來自宇宙的能量舞；擷取「天人舞姿元素」與「太極能量符號」。同時兼具「舞蹈」與「氣功」的養生功效，融匯而成為複方的養生功法，對於身心靈的和諧、修復、重整以促進人體自我療癒的功能。疾病的預防、以及病中、病後的修復保健皆有助益。

## 二、新世紀能量醫學

21世紀醫學界正在提倡完整的預防醫學，也就是身心靈的統整──人體與大自然和諧共處的自然療癒定律。

「能量醫療」、「整體醫學」、「瑜伽療癒」及近年出版的「真原醫」等自然療癒書籍，其共同理念皆為著重於身心靈的完整性的健康。正統醫療適於急症，但慢性疾病或亞病症等，若藉由能量醫學輔助可促進自癒能力及早康復。

## ❦ 宇宙能量源

宇宙能量源來自陽光，人體所有的能量都源自太陽的光譜，大自然的能量通過人體的中脈遍佈全身，是促進健

康的重要元素，我們瞭解宇宙能量對人體自然療癒之重要性，但需要藉由氣功、靜坐、舞蹈、瑜珈、等功法來補充能量、如同充電的原理，也就是人體需要的「元氣」，藉以修護耗損的身心靈，以期達到全方位整體的健康。

能量舞的雙元結構元素；「敦煌天人舞姿」、「太極能量符號」相互交融產生頻譜共振，人體小宇宙可源源不絕的接收大宇宙的能量。

## 旋轉能量・細胞療癒

能量舞——元炁的功法功理為多元結構體，其中複數的「太極能量符號」蘊含了豐富的能量分子，呈現螺旋狀的能量氣，有修護細胞的功能，舞式功法運用螺旋原理的運動科學，不斷的旋轉伸拉達到頻譜共振，源源不絕的接收宇宙能量，能使人體深層結構得到補充、修復、重整。

## 活出心的能量

透過身、形、意、氣的修練，隨著和諧的量子諧振平衡陰陽，安身立命負面情緒轉化為喜樂，感受生命活力與心靈豐足，進而調高智慧靈性的提升，因此慈悲感恩、愛心關懷，活出心的能量！

### 三、現代人理想的養生保健運動

「敦煌S形的迴旋舞姿」，結合「太極劃弧的功法」，正好符合了近年自然醫學界正在提倡一種較新的運概念「螺旋結構原理的運動」亦稱「迴旋運動」（GyroKinesis），對於修護、復健有所助益。

俄國的專家學者對氣功與物理機制有深入研究，發現物體自旋所導致的時空扭曲會產生撓場，與中國人感覺到的「氣」是有相互的關係。

氣場會與一些特殊的形狀或符號如螺旋、八卦產生交互作用，導至氣的匯集與作用。（以上摘錄自李嗣涔教授的「氣與形狀」）

敦煌S形舞姿與太極劃〇的符號，皆呈現迴旋、螺旋狀的舞式功法，也隱含了時空結構的特質，氣功融入舞蹈產生了多元結構體。「氣功」與「舞蹈」完美的結合──譜出多元複方的功效，「氣功」──得到生命延展，「舞蹈」──得到喜樂健美。

「敦煌」與「太極」的融合，正好達到陰陽和諧，注入「丹田吐納」則是兩者的調合劑，三者合而為一形成一個完整性的養生運動結構體。

能量舞是一種動、靜相宜的功法，在愉悅的音樂中進行，既可緩和緊張壓力的身心，亦可達到太極與舞蹈的運動功能。

八分鐘的功法省時省力，適於忙碌的現代人的養生保健運動，持之有恆常保身心健康。

## 四、能量舞的身心靈轉化

 **身**

敦煌S形舞姿——搖擺脊椎、強健脊骨、健美體態，運動肚臍——甦活生理機能、激發生命活力、青春延齡、生命延展在鬆、空、靜的境界裡行功運氣，遂日轉化體態輕盈優美，氣質清新脫俗

 **心**

在充份享受愉悅的律動中，心靈的能量開始綻放，分泌出腦內啡釋放與紓解身體和心靈的緊張，轉化負面的情緒，讓每一個細胞都接收到快樂的能量——心量如海闊天空。

 **靈**

能量舞亦如東方禪舞，動中求靜，漸入禪境，達到鬆、空、靜的境界，開啟覺知，喚醒由心靈到身體的健康。在修練動功的「身形」，同時也修靜功的「意氣」，動靜雙修能量無限。

 **豐富生命的本質**

能量舞綜合了能量醫學、科學、中醫、氣功、舞蹈、藝術、美學等豐富的內涵，不僅是養生也豐富了生命。

身心靈在快樂的能量中旋轉——啟動氣機，能量氣的順暢與平衡，讓沉睡的細胞回復青春活力！

心靈的樂章、生命的詩篇——在充滿輕鬆愉悅美好的感受中行功運氣，透過身、形、意、氣的修練，遂步達到～身強體健、自信充滿、智慧增長、靈性提昇、樂天知命、廣結善緣。

## 五、研究發展

1989～1991年　甘肅省敦煌石窟研究敦煌壁畫舞蹈

2001年　國科會氣功研究小組腦波測試

2005年　聯經出版《禪悅舞——敦煌能量功》

2013年　中央大學張榮森教授腦波測試

2009年　馬來西亞閉關發現「太極能量符號」

2010年　印度希瑪拉雅山瑜珈學院靈修・完成「敦煌舞姿元素」研究

2011年　國際醫學科學研討會發表元炁能量符號論文

2012年　受邀參加國際科普公司・國科會錄製《藝術大師的腦內旅程》於法國CINAPS電視台・國內中華電視台播放

## 推廣發展

推廣理念及宗旨：提倡自然療癒，藉由能量養生功法，散播美麗、健康、快樂的種子，達到身、心、靈全方位的健康，享有美好的人生。

2002年開始在中國文化大學推廣教育部、各社區大學、公教、企業單位、傳授推廣「敦煌能量養生功法」課程及講座,培訓師資成立教師團隊,學員已遍及國內外。

2013年於北、中、南成立教學中心。

2013年籌備成立「敦煌能量舞養生協會」。

諶瓊華於2013年7月

感謝:崔玖博士、李嗣涔教授不吝指教,專文推薦。

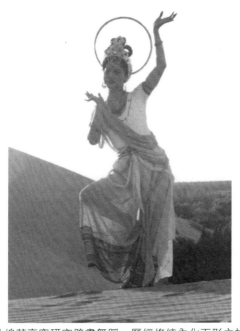

作者遠赴敦煌莫高窟研究壁畫舞蹈,歷經修練內化而形之於外的天人舞姿,充滿了宗教與藝術之美

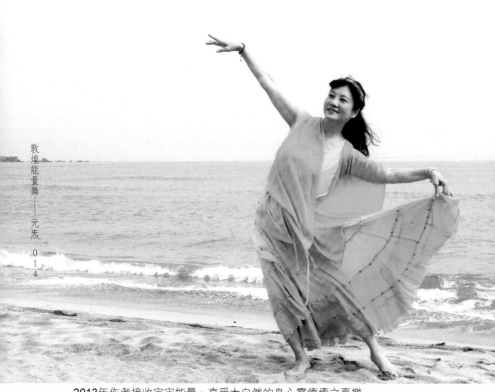

2013年作者接收宇宙能量、享受大自然的身心靈療癒之喜樂

# 目次

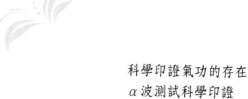

## ❀ 心法篇

## ❀ 能量舞的修練法則

## ❀ 報導篇

## ❀ 分享篇

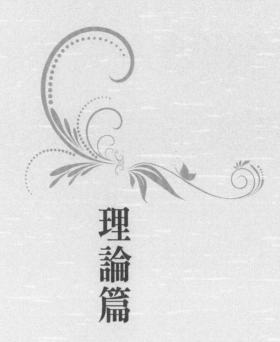

理論篇

第1章

# 源起——發現敦煌舞姿元素

千年敦煌石窟，聞名世界的藝術寶藏，我從1989年開始研究敦煌石窟舞蹈，經過不斷的修練過程，逐漸從敦煌舞蹈中，透析出隱藏在天人舞姿中的「元素」。

在數年中陸續發現不同的元素，從2002年至2010年匯集了九個敦煌舞姿元素，如獲至寶！它對於敦煌舞蹈研究更為深入，另一方面因為有了「敦煌舞姿元素」和「太極能量符號」結合而研發了氣功舞蹈型態的——「敦煌能量舞」。

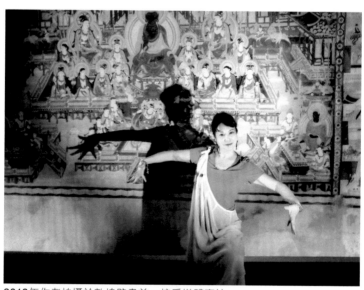

2012年作者拍攝於敦煌壁畫前，接受媒體專訪

## 敦煌舞姿元素密碼

敦煌舞蹈——天人舞姿，源自敦煌千年石窟的舞蹈，其中蘊藏著不可思議的元素密碼：S、Z、X、h、y、C、U、V、A。（圖1）

呈現在敦煌壁畫上的菩薩舞蹈，充滿了祥和靈性之美，是一種充滿神秘色彩的靈性舞蹈。在動、靜之間呈現完美的曲線，婀娜多姿的體態形成了不可思議的英文字母……。這是我在長期的修練中，逐漸體悟之後才能「看見」這些元素，它竟然藏在天人舞姿裡。宇宙的奧秘，存在於無窮盡的能量符號中……。

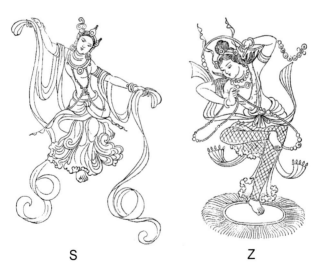

S

Z

圖1　呈現千年壁畫上的天人舞姿S形、Z形

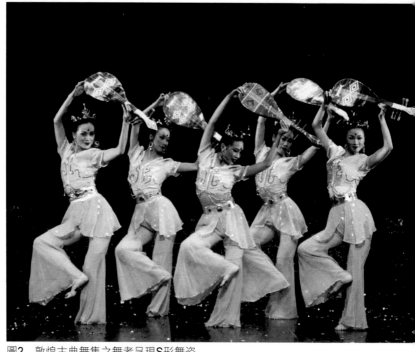

**圖2　敦煌古典舞集之舞者呈現S形舞姿**

　　從天人舞姿的內部核心，去研究探索其中的奧秘……
雕塑舞姿所呈現的英文字母，應是敦煌舞姿核心結構，它
使天人舞姿獨具風格，並賦予每個舞姿不同的「造型」。
（圖2）

　　敦煌舞蹈存在的元素密碼，可能是宇宙的密碼，也是
另一種能量的符號……。

# 第2章
# S形氣功態啟發靈感

「S」形的舞姿，
是在身心放鬆
狀態下，由推胯使肢
體形成三道彎的體
態，從胯、腰、頸向
上延伸而成S形，輔以
心空體鬆，意念導引
的內功修練就可以啟
動敦煌舞S形的氣感流
動，呈現「S」形柔美
的曲線，發現隱藏在
敦煌舞蹈中的「氣功
態」，也就是開啟我
研發「敦煌能量舞」
靈感的主要動機。

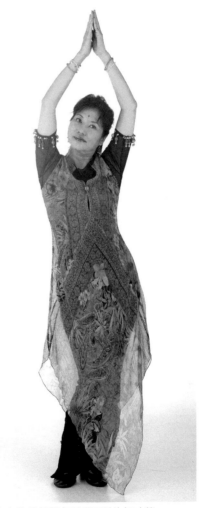

作者修練能量舞呈現S形的氣功態

## 獨創氣功舞蹈型態

中國上百種氣功，其功法各有不同，舉凡修練「丹田吐納」的功法，皆可稱之為「氣功」，不同者是外在功法的「形」有所迥異。

修練氣功皆以練氣養生為目的，中國最著名的「太極拳」聞名中外是氣功的表範。

## 能量舞的編創原理

將「太極」與「天人舞姿」相互融匯而形成風格獨具的「氣功舞蹈」。

「敦煌能量舞」看似舞姿妙曼的天人之舞又似太極運轉的功法；敦煌舞功和太極氣功兩者形意相容，合而為一，形成氣功獨特的型態開創「氣功舞蹈」的新紀元。

## 來自宇宙的能量舞

能量舞——是以敦煌「S」形的舞姿，融入宇宙太極「圓」中配合氣功之「丹田吐納」而形成獨特的「氣功舞蹈」。敦煌舞姿的S型體態即為「氣功態」將其融入宇宙的能量符號中，藉由能量舞的「舞式功法」運行自身小宇宙進入大宇宙中產生「磁場共振」，接收宇宙能量故而稱之為「能量舞」。

第3章
# 宇宙能量符號

源起

　　西方科學家分別在烏克蘭、希臘等地固定地點,錄下一年的日行或月行軌跡發現在一年中太陽、月亮、循著8字形運行藉由科學儀器的探測,讓我們認知8是在宇宙中存在的「能量符號密碼」。(如圖1)

　　能量醫學刊物也用了宇宙能量的符號做為封面。「能量」不再是看不見的,它已經走向現代科技、綜合醫學、氣功……對人類預防醫學及自然療癒有極重要的關係。

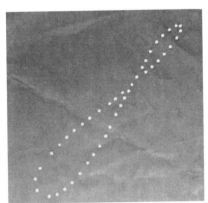

圖1　西方科學家定點錄下日、月行軌跡循8字形運行,即為宇宙能量的符號之啟發

## 中國太極意象

中國太極圖象分為陰陽兩極，太極分陰陽，陰陽生兩儀，形成一個外圍圓形圓中有〝S〞形的符號（圖2），若將〝S〞連線即成為8字形（圖3）。由此可見中國的太極意象〝S〞形成的8和宇宙能量符號8相互對應。

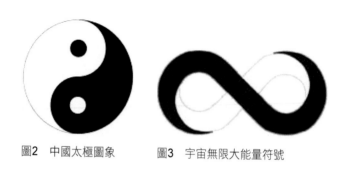

圖2　中國太極圖象　　　圖3　宇宙無限大能量符號

## 能量舞中的能量符號

敦煌能量舞的舞式功法中蘊含著豐富的「能量符號」和「敦煌舞姿元素」，能量舞的功法分為初階「禪悅」為基礎功，「元炁」為進階功法，另有高階功法「拈花」。

三階功法中存在的「能量符號」及「元素」各有不同；從基本功「禪悅」至進階「元炁」其中的「能量符號」出現了許多有趣的變化；「禪悅」由太極意象分解出來的能量符號，呈現立體單數的形狀。也就是基本的「能量符號」。（圖4）

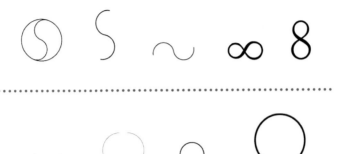

圖4　禪悅舞的基本能量符號

## 元炁舞的能量符號

　　元炁舞——進階功法的能量符號，除了在「禪悅」中的基礎符號之外，另外出現了立體與平面及變體的複數能量符號（圖5），「禪悅」只是固定原位的符號

　　而「元炁」則是呈現流動、旋轉的能量符號。

敦煌入太極基本圖象

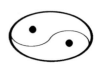

變體橢圓平面太極

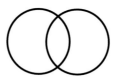

變體交叉雙太極圓

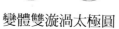

變體雙漩渦太極圓

變體雙斜橢圓

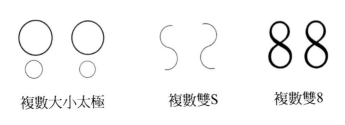

複數大小太極　　　複數雙S　　　複數雙8

斜半圓

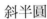

複數重疊半圓

複數上下橢圓

變體交叉半圓

## 第4章
# 元炁舞──中西多元結構體

★ 變體太極圖象

★ 複數能量符號

★ DNA雙股螺旋／三聯體

★ 易經、八卦符號

## （一）

（1）中西理論中的宇宙觀皆有相通符合之處

（2）西方遺傳學發現的遺傳密碼DNA 由鹼基的三聯體
　　（雙股螺旋形式）

（3）中國的易經、八卦皆呈現陰陽兩個基本符號

（4）八卦的三爻 ▬▬▬ ➡ **UUU** DNA三聯體

## （二）DNA三聯體

**UUU** ➡

西方DNA三聯體的符號「U」和元炁「四方接氣」功法能量符號「U」相符，呈四方向U字形排列。

（三）元炁與DNA雙股螺旋結構

　　人體DNA呈雙股螺旋結構形狀（圖1）。元炁的「雙手托雲」功法呈現由下而上的雙螺旋能量符號（圖2）。

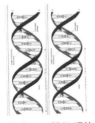 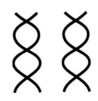

圖1　人體DNA雙股螺旋結構　　圖2　元炁呈現雙螺旋能量符號

（四）敦煌能量舞——元炁的功法中，除敦
　　　煌舞姿元素和太極能量符號之外又增
　　　添易經、八卦中陰陽基本符號。

（五）八卦太陰符號　　〈元炁〉符合八卦符號

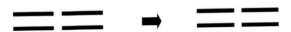

　　元炁「蓮華漫步」功法呈現＝ ＝的能量符號吻合易經、八卦的符號。

（六）太極陰陽符號　　〈元炁〉呈現雙符號

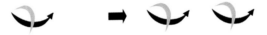

　　元炁「雲淡風清」雙 ⌣ 能量符號和易經、八卦符號相符。

第5章
# 敦煌S太極〇

敦煌舞姿的基本元素為〝S〞，是人體進入氣功態產生〝S〞的能量符號體態。敦煌舞姿的〝S〞與太極意象的〝S〞完全形意相融成為一體。

又回歸到宇宙能量的符號〝∞〞可見中西的宇宙觀，殊途同歸於原位西方的物質能量＝中國的陰陽磁場敦煌

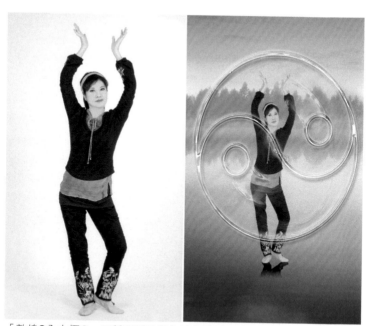

「敦煌S入太極〇」二種不同元素的結合融匯而成的能量舞；呈現出婀娜多姿的舞式加上手臂比劃出的「太極能量符號」，雙元結合，天人合一。

〝S〞──融入太極 〝S〞──連結宇宙能量符號 〝∞〞這是能量舞的宇宙觀在認知宇宙能量符號之後，先有宇宙觀的概念而後在修練功法時，才能夠準確的比劃出每招每式的能量符號，小宇宙與大宇宙產生磁場共振，接收到來自宇宙的能量，這是能量舞極為重要的功法理論。

## 太極意象‧具象

### 🌿 太極意象

「太極意象」是宇宙太極圖象的基本概念，因每式功法的不同而產生 〝解體〞 和 〝變體〞 的能量符號。

「意象」是對太極印象的印記，先有太極能量符號，再用意念導引入每式功法中。

當習練每式功法時，意念出現太極圖象，舞姿手式清晰比劃出太極的能量符號，自然可順勢而行。

練功初期，必先應用「太極意象」做意念導引，待功法熟練之後，自然可以進入「太極具象」的成熟期。

### 🌿 太極具象

「太極具象」是將初階 〝固體〞 、 〝靜態〞 的能量符號圖象，經過熟練功法之後產生符號的連線，這是因為氣感的產生而自然形成 〝動態能量符號〞 ，即為「太極具象」。

## 意象入具象

　　從「太極意象」進入「太極具象」的成熟期，此時必須和「丹田吐納」及「敦煌舞姿元素」融為一體。舞式功法運用自如，渾然天成，身、形、意、氣融會貫通，自然可達天人合一的妙樂境界。

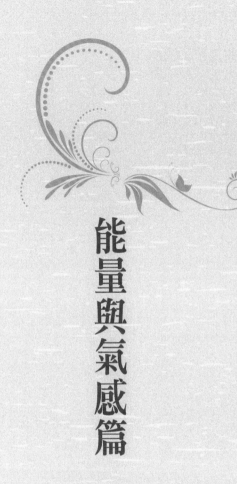

能量與氣感篇

# 第6章
# 宇宙的炁 〰

**能**量舞──是「舞蹈」與「氣功」的結構體，各佔一半的份量。修練者除了天人舞姿的習練之外，對於「氣功」的認知與瞭解非常重要。

　　古字的「〰」字，象形流動的氣體。宇宙萬物，天氣靈氣，循環不息的運轉，看不見的流動氣體存在於宇宙中。宇宙象徵著生命無線永恆的延續……

### 生命根本：氣

　　「氣」是人體生命的根本。自古以來，練氣皆為「養生」、「導引」、「行氣」、「坐忘」，是古人修練「氣功」的養生之道。

　　修練氣功是一種身心的自我鍛鍊，在習練的過程中，生理、心理會產生良性的變化，促使身、心、靈逐步改善，達到健康良好的狀態。

　　修練氣功也是一種「修行」，練「氣」非一蹴可及，心無所求、默默耕耘、順其自然，收穫更大。

### 何謂氣功

　　氣功的「氣」是指「呼吸」或「吐納」，屬於內在修練，「功」是指身體動作姿勢的鍛鍊，屬於外在的修練。

內在的「氣」和 外在的「功」，同時進行，相互配合即為「氣功」。

## 氣功修練的層次

依個人修練氣功的狀況有所不同，在練功的過程中，會產生三個階段的層次：氣功態→共振態→入定態。

（一）氣功態：經過「調心、調息、調身」之後，使身心進入氣功初步的狀態。

（二）共振態：從〝氣功態〞進階到〝共振態〞，舞式功法習練到一個階段，導致時空結構的變化，產生〝同頻共振〞的效應，即為〝共振態〞。

（三）入定態：必須要經過〝氣功態〞，〝共振態〞才能夠達到〝入定態〞是氣功修練最高層次的境界。須要經過長時間的「修行」和「鍛鍊」，非一般人所能達到，不可強求。

## 科學印證氣功的存在

如何確定達到以上三個層次？ 現在已經可以用科學儀器做鑑定。透過儀器顯現出練功者在練功時腦 $\alpha$ 波產生的不同變化。

「氣功」不再是〝虛幻〞的，有了科學的佐證，〝氣〞是「真實不虛」的。

「氣功」對於身心靈的健康莫大助益， 健康長壽也正是我們修練氣功的目的。

## α 波測試科學印證

α、β、γ、δ 是人類腦波的四種基本型態。其中 β 波在最亢奮、最清醒的狀態下出現，如果最高就會開始產生很大壓力。相反的，α 波則是「感覺最放鬆及最舒適的狀態」。

2001年專研「氣功科學研究」的前台灣大學校長李嗣涔教授，與新光醫院數位醫師共同為我作「敦煌氣功」腦 α 波的測試。經過不同日期的測驗結果，確定每次練敦煌氣功時，腦 α 波直接進入「入定態」。李教授認為練功時腦波呈「共振態」是初步功夫，「入定態」則已進入高層次的境界。

## 副交感神經細胞修護

2012年受邀錄製「行政院國家科學委員會」暨「世新大學」的國際合作科普影片「Hello Brain」——藝術大師的腦內旅程，製作單位特別安排中央大學張榮森教授做練功時的腦波測試。

張教授說：「藍色 α 波是人體的副交感神經，黃色 β 波是人體的交感神經。當妳在跳舞的時候，妳整個身體的能量在流動，這時交感神經（β 波）和副交感神經（α 波）都在流動。當妳停止跳舞靜下來的時候，藍色 α 波的波長一下子上升很快，也就是此刻妳的副交感神經上升很快，這代表妳很『專注』和『放鬆』。好像一切都靜止下

來，呼吸也變緩慢，這就是我們講的『入定』的狀態。副交感神經是負責身體修復的神經，上升的副交感神經（α波），就在修復妳身體的每一個細胞，也就是『歸位』──細胞的修護。」

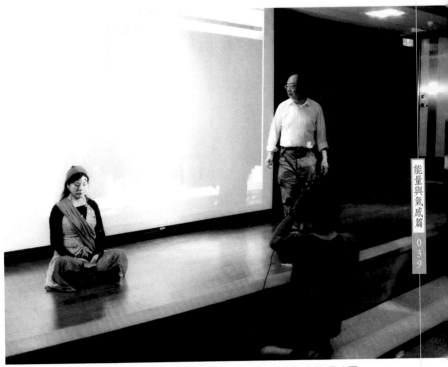

作者接受中央大學張榮森教授能量舞的腦波測試，背景為測試中的腦波圖

【註解】國科會氣功研究小組腦波測試練功者的腦波狀態：

（一）【共振態】練功時腦α波功率大幅增加從1.5-5倍都有，是一種腦內電活動與身體經穴產生共振的狀態，定義為「共振態」。

（二）【入定態】練功進入高功能狀態，大幅降低腦α波的振幅，甚至於整個α波都抑制住，這種生理狀態定義為「入定態」。（以上摘錄自李嗣涔教授的「氣與形狀」）

## 宇宙能量光呈現彩色光影

數年前到南部參加玉敏師姐的聚會，應大家要求即興表演了能量舞，她隨興拿起手機拍下我的舞式功法。事後她很興奮的來電告知，意外的洗出彩色光影的照片，這真是意外的驚喜！彼此留下照片珍藏至今。因出版「元炁」的機緣，邀請「國際能量醫學科學」權威崔玖博士為此書寫序，特別拿此光影照片請教她，她說：「相信這是『真實不虛』的照片，應該是透過能量舞所呈現出的宇宙能量光，有待日後請專家學者共同研究提出正式的註解」

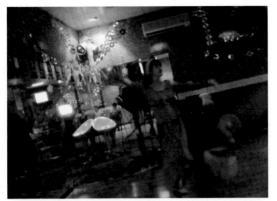

作者練能量舞（開始時的照片）

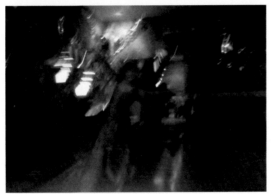

逐漸產生「氣」的照片

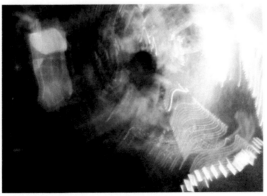

能量氣場佈滿全身，產生彩色光影

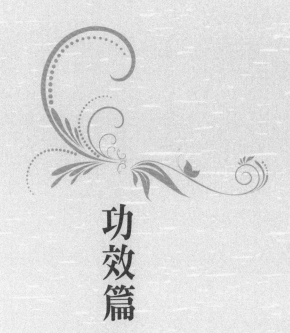

功效篇

第7章

# 神奇的旋轉能量

元氣——是人體重要的能量動力，中國稱之為「元氣」，西方稱之為「能量」。

能量功—能量舞元炁的能量氣感包含了「氣體氣」與「能量氣」。

能量舞的基本功——「禪悅舞」其中能量的符號呈現單方的氣態，「元炁舞」是進階的功法，在能量的結構體上，出現了複方的「能量符號」最奇特的是呈現旋轉的能量符號。

「元炁舞」的氣感形態是一股漩渦狀向上旋轉的能量，其中幾式功法甚至於呈雙股螺旋式的旋轉能量，「元炁舞」的舞式功法舞中有「炁」、炁中有「舞」，動中有靜、靜中有動，每式功法皆為旋轉的「氣功態」。充滿了滾動旋轉的能量分子，是氣功中極為罕見的氣功形態。

## 螺旋能量，細胞療癒

透過元炁舞的舞式功法，在不斷地修練過程中，「炁」不停的呈現旋渦狀的旋轉，同時發出振動。這種旋渦式的振動氣態，可使人體受傷的DNA解碼，重新編列復原。對於受損的細胞，進行修護使其回復健康，也就是說「元炁舞」的旋轉能量，是可以促進細胞的修復療癒而後更新。

# 第8章
# 多元複方的神奇功效

能量舞——元炁的組合元素是一種多元結構體，它包括了東、西方的結構分子：

　　東方——敦煌天人舞姿元素、太極、易經、八卦。

　　西方——DNA 三聯體、DNA雙股螺旋。

　　如此豐富的能量分子，存在於元炁功法中，相對的所獲益於身、心、靈全方位的養生功效，必然是多元複方的對比。

　　它對於人體身、心、靈的健康，具有系統性及完整性的調整——修護——復原的神奇功效。

## 多元分子的旋轉能量

　　元炁舞充滿了宇宙多元複方的「元素」與「符號」，這些多元分子的能量，透過舞式功法的修練，在同頻共振中，產生時空結構體的變化，形成極為特殊的旋轉能量分子，這種「旋轉的能量」是一種充滿快樂、活力的能量，它對於人體身心靈的轉化有幾項非常重要的功效。

### 自我療癒‧細胞修護

　　呈現旋轉螺旋狀的「能量氣」可使人體受損的細胞重新排列組合進行修護與療癒而後更新。

（1）過度疲勞後，精神體力的復原力。

（2）保持細胞健康活力，防止生理機能的老化。

（3）精神或心靈創傷的修護。

（4）生病或術後身體的康復。


　　當體內充滿了「旋轉的能量」，可促進修護功能維護和保持正常的健康。


### 🌿 促進腦內啡與 β 內啡肽的分泌

　　「天人舞姿元素」結合「太極能量符號」因而產生了神奇的功效，會促進人腦分泌出類似嗎啡的物質。這種物質會使人的情緒心情轉化為愉悅、快樂。每次練完八分鐘的能量舞，就會有這種幸福、滿足、無比美妙的感覺。就是因為在練功的過程中逐漸分泌出大量的腦內啡，從腦部遍及全身，身心靈充滿健康、喜悅的能量，這種能量可以提昇免疫力以及防止老化的功效。


### 🌿 延緩老化・青春延齡

　　「天人舞姿元素」其中蘊藏著神秘不可解的奧秘！妙曼婀娜的天人舞蹈左右推胯、搖擺脊椎的律動，啟動了生命的密碼。對於延緩老化、保持青春具有不可思議的功效。每日修練能量舞，持之有恆的習練，半年至一年即可獲得青春、美麗、健康、快樂、自信、滿足的喜悅！

但是必須要做到以「心法」為出發點，自身小宇宙的淨化，才能夠連結大宇宙的頻率。接收天地正氣，達到天地元素的和諧圓滿。

## 🌿 身、心、靈的綜合功效

第9章
# 身心靈的和諧

**身**心靈的健康與否關係著人體內流動的三種能量體：
「心思體」、「情緒體」以及「微細體」。若三者
相互和諧運作，流通順暢，才能得到全方位的健康。

　　藉由元炁舞的身、形、意、氣的修練方法，可以導引
身、心、靈逐漸進入三體和諧的良好狀態。

　　來自宇宙的能量可使身、心、靈重整，達到完全的和
諧，真正的健康。

## 宇宙能量對身心轉化的奇蹟

　　宇宙能量透過心思意念，對生命整體所表達的圓滿呈
現你，已煥然一新。

### 「身」：能量與體內分子共振，重新淨化調整

◎ 能量與體內分子共振 重新淨化調整

◎ 調整身體和心靈的平衡與和諧

◎ 激活身體能量的流通與順暢

◎ 解開身體與心靈的糾結

◎ 身體深層壓力的釋放

◎ 喚醒自癒的本能

◎ 滋養修護受損的細胞

◎ 甦活潛藏深層的生命力

◎ 脫換身形　美化氣質

◎ 強健脊椎　鍛鍊體魄

◎ 賦活細胞　延緩老化

◎ 安身立命　生命延展


🌿「心」：能量流轉──打開心靈之窗

內心寧靜自由的開始。

◎ 開始愛心的覺醒 啟動愛心的療癒

◎ 點燃心燈 照見生命的透徹

◎ 內在心念思維的淨化

◎ 洗滌心靈的雜質

◎ 排除心靈的毒素

◎ 轉化負面的情緒

◎ 紓解抑鬱的心情

◎ 撫平心靈的傷痛

◎ 沉靜 穩定不安的躁動

◎ 喚醒內在的覺知

◎ 內心的清明與透徹

◎ 心靈的安定與豐足

## 🌿 「靈」：能量流轉──喚醒靈性的覺知

開出生命智慧的花朵。

- ◎ 覺知甦醒
- ◎ 激能增慧
- ◎ 開悟本我
- ◎ 清晰思維
- ◎ 激增天賦
- ◎ 智慧澄明
- ◎ 靈性提昇

### 心靈的樂章，生命的詩篇

　　練功的過程是一種美的享受，心不急躁、把心安住在每一個當下，感受每一刻都是心靈的樂章，生命的詩篇，自在與歡愉的能量。

　　穿透活化身體的每一個細胞，心中充滿愛的感動，無限的感恩，上天所賜如此美好的養生寶藏──能量舞。

◎ 能量舞的習練過程，透過身、形、意、氣的修練才能夠達成。

◎ 看似繁複，但每一階段的修練，都是身心靈妙樂的樂章。

◎ 動功的「身形」習練在快樂的舞樂中，自然的雕塑曲線，美化體態也達到了鍛鍊體魄的目的。

◎ 靜功的「意氣」修練在吐納間，得到心靈的滋養，生命的豐足，達到養生長壽的目的。

◎ 能量舞每一個階段的練功過程，就是一種美好的享受、
安定、自在、幸福、豐足。

◎ 凡俗之身在不斷的行功練舞中，已不自覺的轉化、脫
換、原來天人合一的境界是如此至高臻美、妙樂無窮。

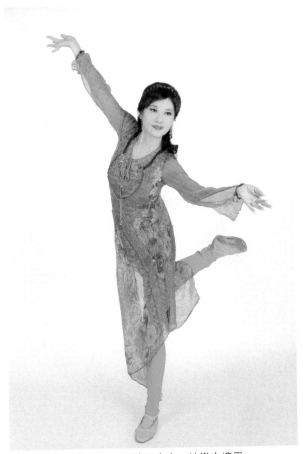

持之有恆修練能量舞，可達天人合一妙樂之境界

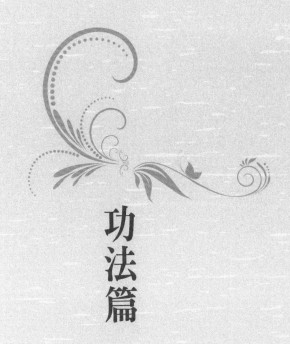

功法篇

第10章
# 能量舞功法概述

**生**命的智慧寶藏，是上天所賜的恩典。能量舞具有氣功與舞蹈的本質，其內在的精神、含意與哲理涵蓋了天文、科學、佛學、易經、八卦、自然醫學及藝術、美學等。

修練能量舞不僅於養生的功能，更豐富了生命的本質，由此可見，敦煌能量舞是生命與智慧的養生寶藏。

能量舞的功法，共分為三階的層次：

初級功——禪悅（舞式功法十七式）

中級功——元炁（舞式功法二十式）

高級功——拈花（舞式功法十七式）

三階功法因「舞姿元素」與「能量符號」的結構分子，「有所不同，各有其心法」，故所接收的能量及氣感也有所分別。

**禪悅：**為基礎功法，導引身心靈進入氣功態，安定、自在、愉悅的能量滋養心靈。

（舞姿元素）源自千手千眼
（心法）　　禪定、愉悅
（氣感）　　感覺溫暖的氣流，均衡分佈全身，遍體舒暢。

**元炁：**為進階功法，接收宇宙充沛的能量，補充耗損的元氣，促進自療癒的功能。

（舞姿元素）源自燃燈舞
（心法）　　祈福、施比受更有福
（氣感）　　由手掌心接收宇宙能量，氣感分佈於手及上半身較多。

**拈花：**為高階功法，舞式功法繁複，內功層次甚高，可接收到喜樂的能量。生命的活力，開發內在的潛力，增長生命的智慧。

（舞姿元素）源自飛天散花
（心法）　　啟發愛心 激發生命的活力
（氣感）　　氣感能量流動於胸（中丹田）腹（下丹田）之間是一種旋轉活力的能量充滿全身。

能量舞的三階功法必須按步就班，循序漸進——「禪悅舞」為能量舞之築基功，根基要紮實，而後進階容易，功法精進逐步達到身心轉化、天人合一的高層次。

【前階段】築基功的修練，有如播種、耕耘、心無所求、老實練功。

【中階段】身心轉化、愉悅、自信。

【後階段】收成期，開花結果、身心靈的豐收。

## 第11章
# 能量舞——元炁功法解析

## 一、源起敦煌燃燈舞姿

能量舞——元炁，其中的「舞姿元素」源自敦煌千年石窟的壁畫上的天人舞蹈。菩薩燃燈供養菩薩，以虔誠之心點燃明燈，獻上「祈福」之意也就是元炁舞的心法涵義。

## 二、陰陽平衡、和諧圓融

元炁舞擷取「天人舞姿元素」結合「太極能量符號」，其舞式功法左右對襯，輔以丹田吐納，融匯而成為「陰陽平衡」和諧圓融的「氣功舞蹈」。

雙手掌托燈的舞姿，融入太極的能量符號，已轉化為氣功的形態。

元炁舞二十式的舞式功法，皆為手心向上，成為接收宇宙能量的功能。

## 三、敦煌、太極論

能量舞的「舞姿元素」與「能量符號」是一種奇妙的結合，雖是各自獨立的元素，但是雙元素融匯之後，形成另一種新的結構體；「舞姿」與「符號」同時並存於能量

舞中，〝舞中有氣功、氣功中有舞〞〝動中有靜、靜中有動〞完全符合了太極〝陰中有陽、陽中有陰〞的定論。

所以能量舞看似「敦煌舞蹈」實為「太極氣功」。

## 四、雙元合一、形意相容

「太極能量符號」是根據太極圖象而解析出來的符號，也就是〝氣的形狀〞是修練氣感的根基。「敦煌舞姿」婀娜多姿，有不同的英文字母元素，是能量舞的「骨幹」，也就是舞式功法的主要姿態。

當舞式功法在運行時「能量符號」比劃出大而飽滿的〝形〞，它包覆在「舞姿元素」之外，敦煌為〝骨〞太極為〝肉〞兩者形意相容密不可分，修練到骨肉相連，同時丹田吐納運用自如，也就是達到身、形、意、氣的成熟期，此乃修練能量舞的最終目的。

## 五、氣機導引

元炁舞的功法在運行之時，由於雙手掌接收宇宙能量，氣感分佈於手臂、手掌、手指之間，容易感覺麻、脹、刺有如〝通電〞之感，這是手心〝勞宮穴〞感應到宇宙能量氣，經由指、掌傳導入人體的緣故。

元炁舞的能量佈氣於上半身較多，由於功法進階之故，層次提升，可以同時感受到能量氣與氣體氣籠罩全身，〝溫暖、幸福、滿足〞充滿身心靈。

# 第12章
# 元炁心法修練

「心法」是練功者必須具備的基礎，「心法」是能量舞的核心，需要透過修練才能實現，也就是個人的內在修為與自省。所謂修身養性就是能量舞進入修練之「根基」，「根基」良好則能量通行無阻，否則心中太多障礙，造成接收宇宙能量的阻力。並且關係著能量的接收，內在潛力的開發，心智、靈性的開啟與覺知。元炁心法（感恩的心──心法帶動心靈的力量）。

心法是靈性智慧之鑰，也是接通宇宙能量之通關密碼。

◎ 點燃心靈的明燈
◎ 照亮自己內在的宇宙
◎ 開啟心靈的光輝
◎ 啟動愛心、發揮大愛
◎ 光明自己、照亮別人
◎ 心量寬廣、容下天地萬物
◎ 有量就有福、有福心則靈

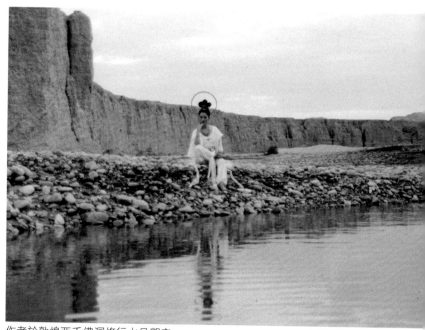

作者於敦煌西千佛洞修行水月觀音
種下內功修練的根基

第13章
# 身、形、意、氣

【身】敦煌舞姿元素
【形】太極能量符號
【意】意念導引
【氣】氣機導引

　　能量功的舞式功法修練，必須經過身、形、意、氣的習練過程，循序漸進自然水到渠成，達到功法圓滿。

## 【身】

● 敦煌舞獨特的〝雕塑舞姿〞，是修練「身、形」的重點。
● 經過〝推胯〞由下而上形成敦煌舞姿元素的〝肢體形態〞是雕塑天人舞姿的密訣。
● 敦煌舞姿的手姿、腳步基訓是基礎功的根本。

## 【形】

● 依據宇宙太極圖象，解析出不同形狀的「能量符號」，也就是氣的形狀。
● 這種「能量符號」〝氣體〞的形狀，從「無」到有，經過不斷的習練自然〝透見〞而逐漸成〝形〞。

- 「能量符號」是接收宇宙能量的「信息」,不斷習練每式能量符號的〝形〞是產生,氣感的「樞紐」。
- 從「太極意象」到「太極具象」,舞式功法中的「能量符號」,清晰可見,是能量功的高層次。

## 【意】

- 修練「氣功」意念導引非常重要,不論動、靜功的修練,皆須透過意念導引,已達到練功的目的。
- 意念導引、分項修練——太極意象、能量符號,丹田吐納、靜坐冥想,接收能量、氣機導引,以意帶氣、以氣帶身。
- 意念導引、須經過不斷的習練,純熟之後,〝意〞到〝氣〞到如行雲流水運用自如。

## 【氣】

- 元炁舞的「氣」包括二種氣:〝氣體氣〞與〝能量氣〞存在每式功法中。
- 修練「氣功」最終的目的是得到〝氣〞感的產生。
- 得〝氣〞的感覺,身如飛燕般的輕盈,飄飄欲仙,舞式功法的「身、形」有了氣感的襯托,變得「輕而易舉」。

## 身、形、意、氣練功方法

◎ 修身（舞姿元素）：強健體魄、美化身形

◎ 修形（能量符號）：練得氣形、得能量氣

◎ 修意（意念導引）：心靈豐足、靈性提昇

◎ 修氣（氣機導引）：丹田吐納、青春延壽

　　依據個人資質及修為，身形意氣各得其所，練功以「心無所求、順其自然」需要歡喜自在練功，強求無益。

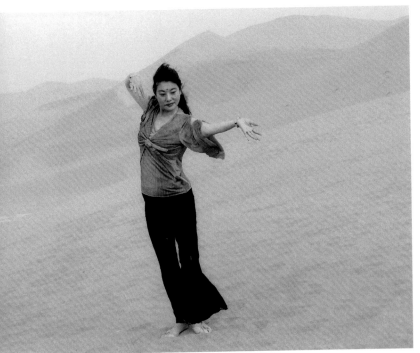

作者於敦煌鳴沙山修練能量舞
身、形、意、氣融匯貫通，能量充滿

## 身、形、意、氣修練步驟

　　能量舞的功法修練，分為身、形、意、氣四項課程，初期必須分開習練。

◎ 動功為「身形」靜功為「意氣」。

◎ 先練「身形」後練「意氣」是因為先練就「身」的舞姿。定型後，再練能量符號的「形」，待各自清楚分明之後再融合，才不至於混淆不清。

◎ 敦煌舞姿的「身」是能量舞的「原形」，必先固定其「根本」以免修得「意氣」之後被「氣」帶走而不見其原形。

◎ 「形」是太極能量符號，是「氣」的形也是能量的來源，欲得「能量氣」必先練其「形」練出氣的形狀之後，等於打開宇宙的頻率達到頻譜共振。

❧ 步驟

第一課　身——雕塑敦煌舞姿元素的不同「身型」。

第二課　形——比劃太極能量符號的氣形。

第三課　身形——習練身形合一的功法。

第四課　意——習練意念導引、丹田吐納。

第五課　氣——習練氣機導引、產生氣感。

第六課　行氣相合、以意帶氣、以氣帶意。

第七課　身形意氣、融會貫通、如行雲流水。

## 「身、形、意、氣」修練要訣

- 分開修練「敦煌舞姿」的〝身〞「能量符號」的〝形〞。

- 「身、形」熟鍊之後，敦煌舞姿與能量符號「合而為一」，即為「敦煌入太極」。

- 先練成「身、形」，而後修練「意、氣」。

- 進入意氣的修練，要暫時放下「身、形」而專注在「丹田吐納」與「氣機導引」的靜功修練。

- 「意、氣」相輔相成，如形影相隨，進入「以意帶氣」「以氣帶身」的境界，就是功法成熟期。

- 最後的一門功課是修練身、形、意、氣融會貫通「一體成形」才算是將敦煌能量舞「修成正果」。

第14章
# 舞式功法二十式

**本**功法二十式經由身、形、意、氣分階段習練，動功與靜功相輔相成。

動功：舞姿元素、能量符號

靜功：丹田吐納、靜坐冥想

元炁心法：福至心靈——祈福、奉獻、愛心、感恩

多元複方功效：習練能量舞可接收宇宙能量，補充耗損
元氣，復原人體自癒能力，美化體態、青
春常駐、喜樂常在，使身心靈重整，生
命延展。

**身** 舞式功法——敦煌天人舞姿

**形** 太極劃圓——宇宙能量符號

**意** 意念導引——以意帶氣，以氣帶身

**氣** 吐納運氣——呼吸調息，行功運氣

# 壹　合掌靜立

........................................................

## 🌿 預備式

（1）雙腳並立，膝關節放
　　　鬆。（圖1）
（2）合掌空心於胸前。

## 🌿 意念

合掌、靜心、調息。

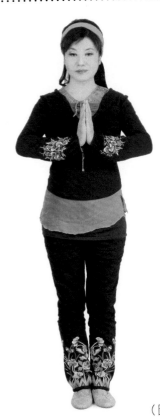

（圖1）

# 貳　調心佈氣

∴∴∴∴∴∴∴∴∴∴∴∴∴∴∴∴∴∴∴∴∴∴∴∴∴∴∴∴∴∴∴∴∴∴∴∴∴∴∴∴∴∴∴∴

## 🌿 舞式功法

**身** 雙臂在身體周圍，向外、向內劃大圓圈。

（1）雙腳並立，雙臂彎曲合掌於胸前。

（2）雙手合掌向上升起至頭上方（吸氣）。（圖2）

（3）雙臂分開，由上而下向外劃圓，交叉於下腹部
　　　（吐氣）。（圖3）

（4）雙臂分開，由下而劃圓頭上方（吸氣），下降至
　　　胸前交叉雙臂分開放下（吐氣）。

註：雙手交叉向下時（左手內，右手外）

　　　　向上時（左手外，右手內）

**形** 雙臂向外、向內，在身體周圍劃大太極圓。

**意** 意入太極、佈新能量磁場。

**氣** 丹田吐納，不急不緩。

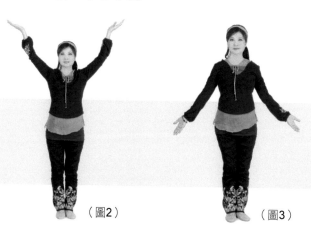

（圖2）　　　　　　　　　（圖3）

# 叁　淨心祈福

**舞式功法**

**身**　托掌接氣、調節身心。

(1) 預備姿勢：雙手掌心向上，雙臂張開左手高右手低。（圖4）

(2) 保持預備姿勢，身體微向左側，左腳起步，向左側身走三步（自然呼吸），同時左手托掌接氣。

(3) 向左推胯（身曲吐氣）第四步時右腳勾足，左手抬高接氣，右手下降（圖5）。

(4) 張臂托掌向右側身走三步，如（1）（2）（3）做反方向姿勢。

(5) 以上動作左右來回共做四遍。

**形**　張臂、漫步、托掌、接氣。

**意**　點亮心燈、奉獻祈福。

**氣**　調息、掌心接氣。

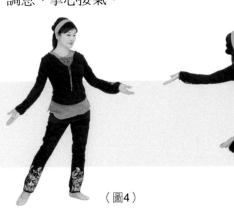

（圖4）　　（圖5）

# 肆 福至心靈

🌿 **舞式功法**

**身** 在胸前內外劃圓。

（1）雙臂張開在胸前向外劃圓（身直吸氣），雙臂交
　　　叉於胸前（左手外右手內），同時左腳向左橫跨
　　　一步，向左推胯，右腳彎曲右足點靠於左足旁
　　　（身曲吐氣）。（圖6）

（2）雙臂向兩旁分開，由下向上昇起上半身劃圓至頭
　　　上托掌（身直吸氣），同時右腳向右橫跨一步，
　　　向右推胯，左腳彎曲左足點靠於右足旁，（身曲
　　　吐氣）。（圖7）

（3）以上動作左右來回共做四遍。

**形** 胸前劃太極圓（懷抱太極）。

**意** 開啟心輪、愉悅心靈、祈福佈施、福滿心田。

**氣** 調息佈氣於上半身（中丹田）。

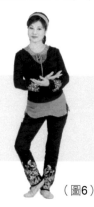

（圖6）

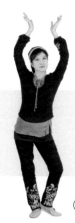

（圖7）

# 伍 調和陰陽

................................................................

## ✿ 舞式功法

**身** 左右升降雙臂。

(1) 左手托掌向上升起右手下降（身直吸氣），意念
導引體內濁氣從右手排出，同時左腳向左橫跨一
步推左胯，右腳彎曲右足點靠於左足旁（身曲吐
氣）。（圖8）

(2) 右手托掌向上升起左手下降（身直吸氣），意念
導引體內濁氣從左手排出，同時右腳向右橫跨一
步推右胯，左腳彎曲左足點靠於右足旁（身曲吐
氣）。（圖9）

(3) 以上動作左右來回共做四遍。

**形** 張臂、托掌、接氣、排氣。

**意** 調和陰陽。

**氣** 接氣於手掌心（勞宮穴）由指尖排出濁氣。

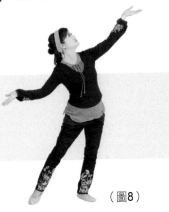

（圖8）

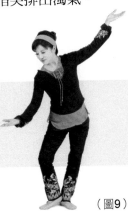

（圖9）

# 陸 左轉太極

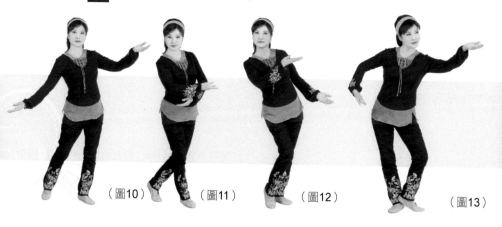

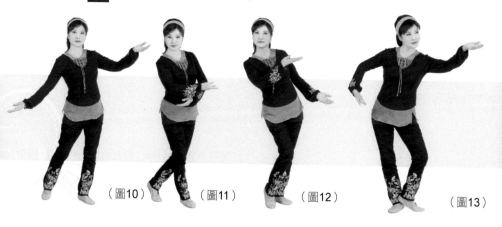

．．．．．．．．．．．．．．．．．．．．．．．．．．．．．．．．．．．．．．．．．．．．．．．．．．．

## 舞式功法

**身** 向左走圓，雙手逆時針方向旋轉如漩渦狀。

（1）掌心向上，左掌下右掌上，雙手相互逆時鐘方向，旋轉劃太極圓（如漩渦狀），同時左腳起步向左走四步一小圈回原位（自然呼吸）。（圖10，圖11）

（2）身體面向左前方45度，右上左下托掌（身直吸氣），同時左腳伸直右腳彎曲推左胯，上半身右後靠（身曲吐氣）。（圖12）

（3）左掌上右掌下（身直吸氣），同時右腳伸直左腳彎曲上半身左前傾推右胯（身曲吐氣）。（圖13）

**形** 左旋太極圓。

**意** 轉化身心，順心如意。

**氣** 旋轉太極，能量導引。

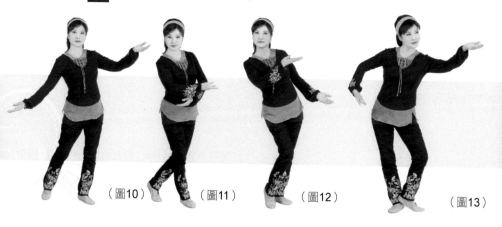

（圖10）　　（圖11）　　（圖12）　　（圖13）

# 柒 右轉太極

🌿 **舞式功法**

**身** 向右走圓，雙手順時鐘方旋轉如漩渦狀。

　　（1）掌心向上，右掌上左掌下，雙手相互順時鐘方向，旋轉劃太極圓（如漩渦狀），同時右腳起步向右走四步一小圈回原位（自然呼吸）。（圖10，圖11）

　　（2）身體面向右前方45度，左上右下托掌（身直吸氣），同時右腳伸直左腳彎曲推右胯，上半身左後靠。（身曲吐氣）（圖12）

　　（3）右掌上左掌下（身直吸氣），同時左腳伸直右腳彎曲，上半身右前傾推左胯（身曲吐氣）。（圖13）

　　（4）以上陸、柒式功法，左右共做四遍。

**形** 右旋太極圓。

**意** 轉化身心，順心如意。

**氣** 旋轉太極，能量導引。

# 捌　單手托雲

∴∴∴∴∴∴∴∴∴∴∴∴∴∴∴∴∴∴∴∴∴∴∴∴∴∴∴

### 🌿 舞式功法

**身**　單手繞轉手腕，順勢而上。

（1）右臂彎曲托掌，左手在左下方向內繞腕一圈，以
　　　順時鐘方向劃小太極圓，身體下沈同時左腳向左
　　　橫跨一步左推胯（身曲吐氣）。（圖14）

（2）左臂、腕繼續向外繞轉過肩後，向上順時鐘繞腕
　　　一圈推左胯（吸氣），左腳伸直，右腳彎曲右足
　　　點靠左足。（圖15）

（3）右手在右腰際繞腕向下劃小太極圓，向上劃大太
　　　極圓如（1）（2）反方向動作。

**形**　下轉小太極，上轉大太極。

**意**　順氣而上，直上青雲。

**氣**　氣感隨著手勢由下而上，通達指尖。

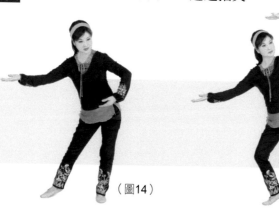

（圖14）　　　　　　　　　（圖15）

# 玖　雙手托雲

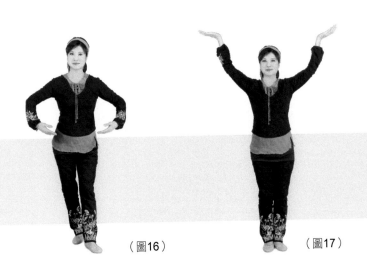

🌿 舞式功法

**身** 雙手繞轉劃雙圓。

（1）雙手同時向內繞腕，向下劃雙太極圓（吐氣），
　　雙手向上劃雙太極（吸氣），同時左走一圈。
　　（圖16，圖17）

（2）兩腳併攏雙手托掌，雙手緩慢放下（吐氣）。

（3）動作與（1）（2）相同，反方向走圓。

**形** 雙手同時轉太極並走太極圓。

**意** 接收宇宙能量。

**氣** 掌心接氣，通達全身。

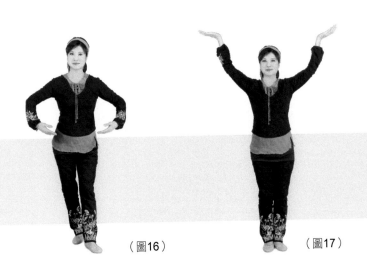

（圖16）　　　　　　　　（圖17）

# 拾　雲淡風清

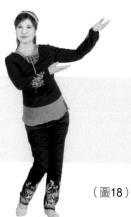

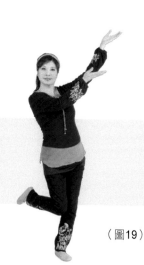

🌿 **舞式功法**

**身**　雙手左右劃雙圓。

（1）雙臂彎曲，掌心向上，向左劃太極圓，同時左腳
　　　向左橫移一步，右腳踏併一步（自然呼吸）。
　　　（圖18）

（2）左腳再橫移一步，右腳勾足，同時向左下劃下半
　　　圓，雙手托掌於左上方（吸氣），推左胯（吐
　　　氣）。（圖19）

（3）向右做（1）（2）動作。

（4）以上動作左右共四遍。

**形**　左右劃雙太極圓。

**意**　愉悅自在。

**氣**　調息、順氣。

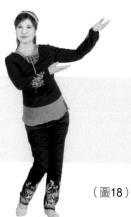
（圖18）

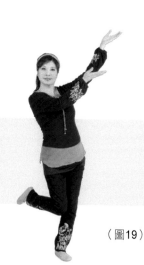
（圖19）

# 拾壹　氣勢如虹

....................................................................

## 🌿 舞式功法

**身**　托掌劃斜圓。

  （1）雙臂托掌自右下方向左上方劃下半圓（身沈吐
       氣），左腳向左橫跨一步，推左胯，右腳彎曲右
       足點靠於左足旁，雙手托掌於左後上方（提身吸
       氣）。

  （2）向右回腰，右臂由前向右劃半弧形（身曲吐
       氣）。（圖20）

  （3）右腳右橫跨一步，左足點於右足之後。同時雙臂
       劃下半圓移至右上方（吸氣）。（圖21）

  （4）向左回腰，左臂由前向左劃半弧形（身曲吐
       氣）。（圖22）

  （5）重複（1）～（4）動作左右共做四遍。

**形**　雙手斜劃橢圓形太極。

**意**　雙手接收宇宙能量。

**氣**　氣勢如虹。

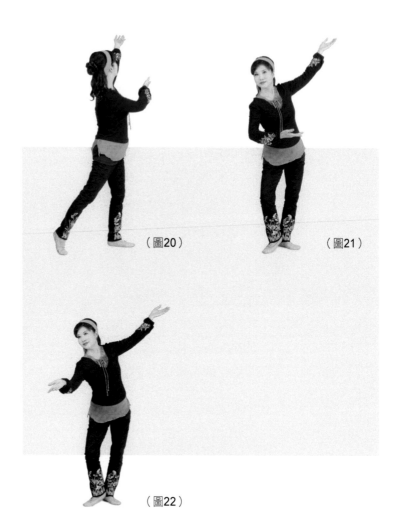

（圖20）

（圖21）

（圖22）

# 拾貳　神氣相和

········································

🌿 **舞式功法**

**身**　單臂、雙臂劃下半圓。

　　（1）張開雙臂，左手高右手低，單手接氣推左胯，同
　　　　時右腳彎曲，右足點靠左足旁，目光看左上方。
　　　　（圖23）

　　（2）雙臂托掌向右劃下半圓，移向右上方，雙手接氣
　　　　推右胯。目光看右上方（提身吸氣），同時左腳
　　　　彎曲，左足點靠右足旁（吐氣）。（圖24）

　　（3）重複（1）（2）相同動作向右做一遍。


**形**　單、雙臂劃太極下半圓。

**意**　神氣相和，調和陰陽。

**氣**　雙手佈氣、接收能量。

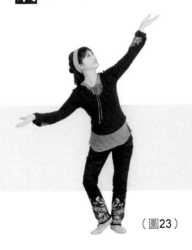

（圖23）

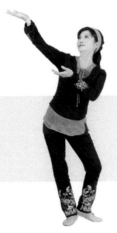

（圖24）

# 拾叁　乘氣而行

........................................................

🌿 **舞式功法**

**身**　乘氣而行。

（1）雙臂分開呈斜線，右手先開始由前向後揮臂劃
圓，同時向右方漫步走太極圓。（圖25）

（2）右臂下降時左臂升起向後劃圓，如此雙臂輪流交
替揮臂八次。（圖26）

（3）向後揮臂時需順手勢，回腰後看，全程自然呼吸。

（4）揮臂走太極圓時須輕步、心空體鬆，如御風而行。


**形**　雙臂劃橢圓太極，走太極圓。

**意**　行雲流水。

**氣**　氣佈全身，體輕意悅。

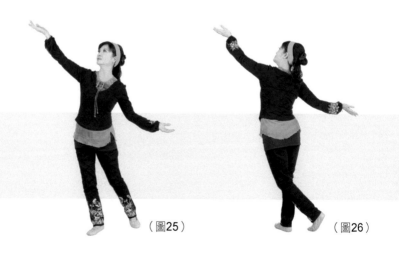

（圖25）　　　　　　　　　（圖26）

# 拾肆　平步青雲

**身**　張臂托掌、左右走圓。

　　（1）雙臂張開呈斜線，左手高，右手低。（圖27）

　　（2）托掌向左走四步，繞行一小圈。

　　（3）身體面向正前方，雙臂自左下方劃下半圈（身沈吐氣）移至右上方，同時推右胯，右腳彎曲左足點靠於右足旁（提身吸氣）。（圖28）

　　（4）動作如（1）（2）（3）向右繞行一小圈。

**形**　張臂走太極圓。

**意**　身心舒暢。

**氣**　通體順暢。

功法篇
081

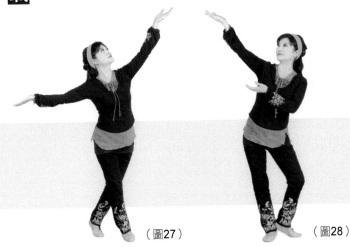

（圖27）　　　　　　　　（圖28）

# 拾伍 四方接氣

🌿 **舞式功法**

**身** 身體面向四方接氣。

（1）面向正前方，右足前踏一步（身沈吐氣），同時雙手由下向上托掌，雙臂呈U字形（提身吸氣）。（圖29）

（2）雙手臂收回胸前，向左後方原地轉身（身沈吐氣），左足前右足後，同時雙手由下向上托掌，雙臂呈U字形（提身吸氣）。（圖30）

（3）雙手臂收回胸前，向左轉身，右足向前踏一步，右足前左足後，雙臂上舉呈U字型（提身吸氣）。

（4）雙手臂收回胸前，向左後方原地轉身（身沈吐氣），左足前右足後，同時雙手由下向上托掌，雙臂呈U字形（提身吸氣）。

**形** 張臂前、後、左、右接氣。

**意** 四面八方納天地正氣。

**氣** 氣佈全身、能量充滿。

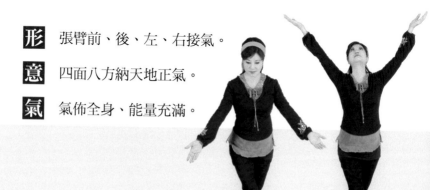

（圖29）　（圖30）

# 拾陸　蓮華漫步

🌿 舞式功法

**身** 雙手托掌漫步前行。

　　雙臂彎曲於胸前，托掌，先左後右來回移動，同時配
　　合小推胯腳步左右前走四步（自然呼吸）。（圖31）

**形** 陰陽平衡，漫步調息。

**意** 順心如意。

**氣** 調節氣機。

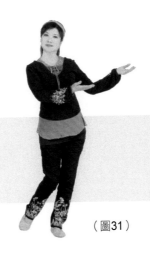

（圖31）

# 拾柒　雲開月出

∙∙∙∙∙∙∙∙∙∙∙∙∙∙∙∙∙∙∙∙∙∙∙∙∙∙∙∙∙∙∙∙∙∙∙∙∙∙∙∙∙∙∙∙∙∙∙∙∙∙∙∙∙∙∙∙∙∙∙∙∙∙∙∙∙∙∙∙∙∙∙∙

### 🌿 舞式功法

**身**　單手上托，雲開月出。

（1）左腳向左橫踏一步，先推左胯，同時配合右手向
　　　左劃太極半圓。（圖32）

（2）推左胯，左腳伸直，右腳彎曲右足小靠於左腳，
　　　同時右手臂彎曲，托掌於右肩處，左手臂向上劃
　　　弧，托掌。（圖33）

（3）反方向做（1）（2）動作。

**形**　左右劃太極半圓，托掌接氣。

**意**　撥雲見月出，心境豁然開朗。

**氣**　意氣相容。

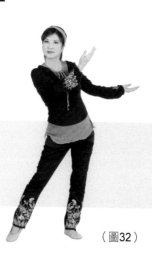

（圖32）

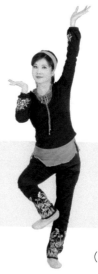

（圖33）

# 拾捌　天地靈氣

🌿 舞式功法

**身** 接收天地靈氣。

（1）雙足並立，雙臂交叉，自下向上分開，呈V字型，掌心向上。（圖34）

（2）保持V型手臂，左腳起步走四步，向左走太極圓。（圖35）

（3）動作如（1）（2）向右走太極圓。

**形** 張臂旋轉太極。

**意** 有量就有福、有福心就靈。

**氣** 全方位接收宇宙能量。

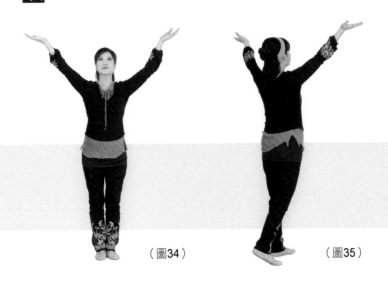

（圖34）　　　　　　　　（圖35）

# 拾玖　旋轉太極

🍃 舞式功法

**身**　雙手托掌聚氣。

（1）雙臂向上分開（圖37），向下交叉。

（2）雙臂由下而上於頭頂托掌，推左胯，右足交叉於
　　　左足前（小女步）。（圖38）

**形**　雙手托掌於頭頂之上接氣。

**意**　連結宇宙、接收天地靈氣。

**氣**　聚氣入百會穴，能量充滿全身。

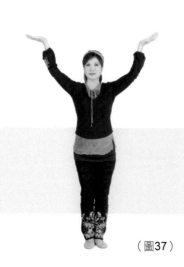

（圖37）

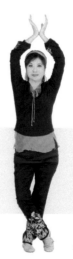

（圖38）

# 貳拾　氣聚丹田

............................................................

🌿 **舞式功法**

**身**　雙臂上舉合掌，下降至下丹田。

(1) 雙腳並立，雙掌合於頭頂後放下雙臂（吐氣）。

(2) 雙手臂張開向上舉起至頭上合掌（吸氣）。
　　（圖39）

(3) 合掌下降至腹部（吐氣），意念配合手式，氣存
　　丹田。（圖40）

(4) 合掌收功，集中意念接氣、聚氣、納氣。

**形**　合掌納氣。

**意**　自宇宙接收能量入體內。

**氣**　天地靈氣通中脈，氣存丹田。

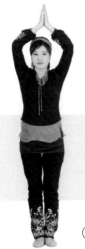

（圖39）

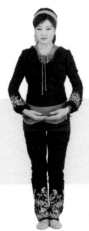

（圖40）

功法篇
0
8
7

# 心法　合掌感恩

心中默念感恩天地宇宙所賜能量。

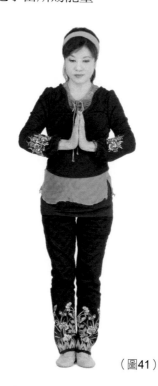

（圖41）

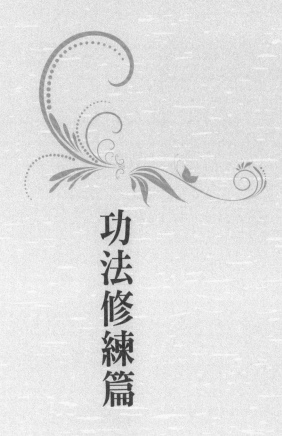

功法修練篇

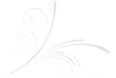

第15章
# 動、靜功的修練

- 敦煌能量功的結構元素，是由「敦煌舞姿元素」及「太極能量符號」組合而成。
- 敦煌舞蹈結構特質：動中有靜、靜中有動、動靜相宜、剛柔並濟。
- 宇宙太極圖象：太極生兩儀、兩儀分陰陽；陽中有陰、陰中有陽。
- 「敦煌」與「太極」的本質皆屬「動、靜」與「陰、陽」的結構元素，兩者屬性相同。
- 因此能量舞的功法，必然要分「動功」與「靜功」的修練。
- 動功屬〝外功〞，靜功屬〝內功〞。
- 動功——外在「身形」的修練。
- 靜功——內在「意氣」的修練。
- 動功有「形」、靜功無「形」。
- 動功修練——「敦煌舞姿元素」、「太極能量符號」。
- 靜功修練——「丹田吐納」、「意氣導引」、「靜坐冥想」、「心法修練」。
- 動、靜功相輔相成，功法才得圓滿。

## 動靜雙修，身心合一

來自宇宙的能量舞，其結構元素為「天人舞姿」與「太極能量符號」，兩者皆來自神秘不可解的浩瀚宇宙。

凡俗之軀，欲練就「天人舞姿」當必先做好「修身養性」的禪修內功。否則空有天人的舞姿的「形」，而得不到天人自在愉悅的神韻。對於能量舞的「身、形、意、氣」而言，只得「身、形」而無「意、氣」。

## 能量舞是動靜功的結合

鬆、空、靜是修練自在愉悅的基本功，也是靜功修練的根基。習練敦煌舞姿元素的同時，配合靜功的修練，動、靜雙修，身心合一，是最佳的練功方法。

若已具備了靈修、禪修的內功基礎，較容易進入心靈的層次，內功的修練，關係自身氣感的產生以及能量的接收……自身小宇宙先做好心靈環保，自然可接通大宇宙的能量場。

# 第16章
# 靜功修練——靜坐‧丹田吐納

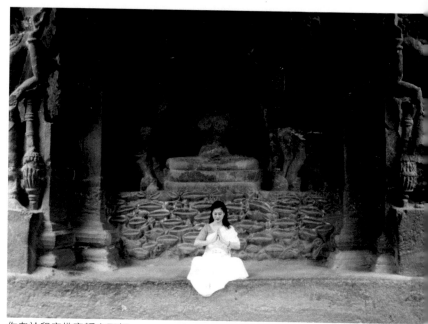

作者於印度佛窟靜坐冥想

「丹田吐納」是能量舞靜功修練非常重要的一環，關係著行功運氣的〝提沈開合〞，每招每式皆與吐納密不可分。丹田吐納又依附著太極能量符號，使其〝充實飽滿〞是產生氣感的重要功課，也是接收宇宙達到〝頻譜共振〞重要的內功修練。

初階功法——禪悅舞初期可以用自然呼吸配合功法運行，及至進階元炁舞則必須要應用丹田吐納的內功修練，才能夠產生〝氣感〞及接收宇宙能量，當內功「吐納」配合外功「舞式功法」同步進行群體共修可以達到「磁場共振」的效應，接收更多的能量。

## 丹田吐納修練法

所謂「丹田吐納」也就是用胸、腹呼吸法，能量功的丹田吐納是由下丹田（腹腔）上至中丹田（胸腔）之間往返的呼吸法。當功法運行時，吐納須完全配合著功法的起伏而運氣。身體展開時，自下丹田吸氣至中丹田；舞式交會時，從中丹田吐氣下丹田。

身體上昇 → 吸氣

身體下降 → 吐氣

以此為「丹田吐納」應用方法的基本概念。

## 丹田吐納修練步驟

「丹田吐納」是修練氣功的重要功課，初期必須與舞式功法分開單獨修練其方法與步驟如下：

## 🌿 第一階段〈坐姿修練〉

1. 閉目靜坐、身心放鬆。

2. 雙手合掌，以意念導引，手掌配合呼吸，同步進行。

3. 以緩慢的速度，由下丹田上升至中丹田，上、下來回吐納。

　　坐姿修練吐納熟練到不須用手勢導引時即可用第二階段的立姿修練。

## 🌿 第二階段〈立姿修練〉

1. 張目靜立，膝關節放鬆，配合能量舞的舞式功法，修練丹田吐納。

## 🌿 第三階段

　　修練到舞式功法熟練之後暫時放下「身、形」，將意念專注於丹田吐納的「意、氣」修練。這是動功、靜功分開修練後將「身、形、意、氣」合而為一，是習練能量舞最後修練的功課。

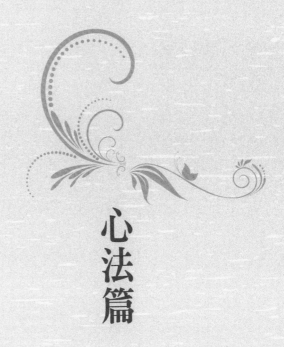

心法篇

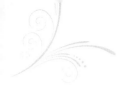

# 心法的修練

◎ 「心法」是心性的修為，練功的根本，也就是「修身養性」。

◎ 心存正念，心量寬大，是「心法」的源頭。

◎ 有量就有福，有福心就靈，正是能量舞——元炁的「心法」。

◎ 愛心、奉獻、佈施——施比受更有福。

◎ 「心無所求」回收更多，是能量舞的法則。

◎ 心量寬廣，容得下天地萬物。

◎ 心中無掛礙，能量、氣感暢通無阻。

# 心靈淨空

◎ 〝心思複雜〞是練功的阻礙，必先清除心靈的垃圾。

◎ 打開心靈的窗，先排除而後淨空。

◎ 先使其「空無」而後「有」之。

◎ 心法是開啟心靈之鑰，「純淨如赤子之心」是心靈內修最佳境界。

◎ 「信」是接收宇宙的「信息」，先淨空排除負面的思維而後有「信」。

◎ 「相信」來自宇宙的能量，就可以達到同頻共振的效應。

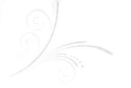

# 心法口訣

◎ 淨心——心空　知足——常樂
◎ 包容——心寬　謙虛——豐足
◎ 慈悲——愛心　佈施——回收
◎ 行善——扶樂　量大——福大

　　靜坐、冥想有助於心法的修練，日常生活的行、事、坐、臥皆可修行。

　　自古以來，氣功的修練者，必心存正念，得以接受天地靈氣。心術不正者，只練到皮毛，而得不到內在的「精髓」，所以「修身養性」是練功者的根本。

# 心靈垃圾，思維障礙

◎ 心術不正，心量狹窄。

◎ 害人之心不可得。

◎ 傲慢、我執。

◎ 忌妒、自私。

◎ 貪嗔、功利。

◎ 自滿、狂妄。

　　心靈的垃圾，思維的障礙，皆為練功的阻力。

　　「萬法歸源」功法的原則，一切以正念為起點。

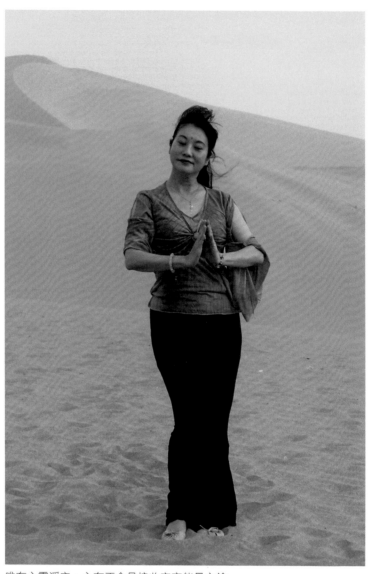

唯有心靈淨空、心存正念是接收宇宙能量之鑰

能量舞的修練法則

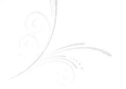

## 能量舞的法則

（1）無求而得利更多。

（2）心空自然可做到體鬆。

（3）循序漸進、不強求，自然水到渠成，做到內外功雙
效合一的修練，才算是功法圓滿。

修練能量舞終極目的：在於身、心、靈整體的提昇，
得到天地靈氣的充滿自在、愉悅，如沐春風、健康快樂、
福壽綿長……

## 修練要訣

（1）先熟記能量符號。

（2）意念導引至每式功法。

（3）比劃太極形象須輕、鬆、柔、美。

（4）比劃「太極具象」須大而飽滿。

（5）比劃能量符號必須配合「丹田吐納」同步進行。

（6）內功「丹田吐納」須另行做靜功修練，而後融入能
量符號修練。

（7）「丹田吐納」關係著氣感的深度與能量符號的充實。

（8）能量舞的「動功」與「靜功」均須分開單項習練，
基礎功為能量舞之根本。

（9）先有「太極意象」才能夠發展到「太極具象」，應
循序漸進順其自然，強求無益。

（10）練功到達高層次的境界，是可以〝感覺〞或〝看見〞光體流動的「宇宙能量符號」。

## 練功須知及應用

　　敦煌能量舞與敦煌舞蹈屬性不同，必須有所區別。雖然能量舞的舞姿元素取自敦煌舞蹈，但前者與太極結合已進入「氣功」形態，後者完全屬性「舞蹈」。兩者的呼吸、速度、功效均有很大的分別，切勿混淆不清。

　　能量舞有其獨特性及系統性的功理功法，除瑜珈、太極拳有些相通之處，其他氣功勿在同一時期習練，以免「氣流」相互干擾，徒勞無「功」。

　　能量舞看似〝動功〞其實〝靜功〞佔一半比率，欲得內在的轉化，必須修練內功，否則只是練到「表相」而已。

　　禪修、靈修的內功修練，有助於能量的接收，容易進入身、心、靈的層次。否則只能得到運動、舞蹈的功效而已。

　　終日修練內功、靜坐者，須加強動功習練，有助於身心平衡和諧。

　　能量舞所接收來自宇宙的能量，有助於促進人體身心的療癒，但並非有直接治病的功效，重大疾病仍需就醫治療。但對於慢性病症及病後修復重健，則有促進療癒的功能。

　　練功場所關係著接收能量的磁場；選擇大自然的綠蔭、空氣清新之處為最佳練功場所。

　　室內練功避開空氣汙染之處，風扇、冷氣口、電磁波、高壓電、病房……等地。

心靈純淨善良之人可以接受全部的能量充滿身心靈但必須動靜功同時修練效果最佳。

練功不限時間，但以上午為佳，也可因各人身心狀況所需，不同時段練功，也是很好的調節。

能量舞對於調整身心靈極具功效，但須每日有恆修練，最少每日一階功法（8分鐘）。已進階者，可一日練多次，功法更精進。

病後體虛者，適於習練初階「禪悅」功，正常人多練「元炁」、「拈花」可增強生命活力。

初期練功者，若晚上練功，有無法入睡之狀況，是因為接收能量促進精力充沛之故。一段時日適應後可緩解或避開晚上練功，反之欲加班者可先練功再工作，有益工作效率。

群體練功，產生磁場共振效應，接收能量以倍數計算，更勝於單獨練功。

每日有恆練功，六個月可見身心靈明顯的轉化，散發出健康、美麗、快樂的風采。

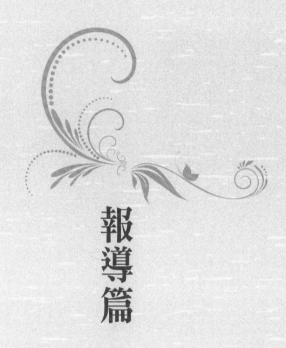

報導篇

# 能量舞　馬來西亞報導

　　舞蹈名師，Joanna Shen，上週帶領他的學生至印度濕婆神神廟獻舞。S形舞姿優雅柔美，剛柔並濟，獻出靈性之美、愛、感恩與喜悅。

　　Joanna接受國際喜馬拉雅瑜伽靜心協會的啟引。她出生於大陸但是在台灣成長。七歲時開始學芭雷舞，十七歲前往紐約更精進習舞。1989年的某天在台北故宮博物院深受張大千的觀音圖畫感動，多次前往敦煌莫高窟、千佛洞與北印度參觀數千尊觀音雕像，研究發展。

　　她表示敦煌能量舞身體隨著大宇宙無限8符號的律動，連綿不斷的劃圓，結合氣功再配合推胯S形舞姿與呼吸形成能量場。能量舞是藉由身、形、意與圓結合形體、讓身心靈達到愉悅、和諧、無限美好的境界。

　　她說：「當我練舞時腦波漸入禪境，我的身體隨著音樂節拍舞動但心是寧靜愉悅的。這種狀態同時也經台灣某科學家幾次不同時間的腦波測試佐證下確定練舞時腦波會進入『入定態』，亦即所謂的『三摩地』。在我多年持續不斷的練習，我也印證S形舞姿，左右推胯強健脊椎、舒緩背痛。」

Jaonna沉潛多年修練與著作，目前已出版兩本書：《敦煌經絡養生操》與《敦煌能量功初級編──禪悅舞》。現今，她在台灣已有數千名學生，也希望能散播至全世界各角落廣結善緣。

譯自2009年6月12日赴馬來西亞沙巴市表演敦煌能量舞，報紙new sabah times報導內容。

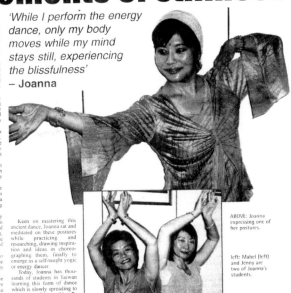

# Movements of stillness

INABALU: Dance Joanna Hsung Chung n Taiwan was here to perform a yogic the Sri Pasupathy-iple with her two Jenny Lee and en as an expression oy and gratitude to

a is an initiated of the Association of an Yoga Meditation International SIN).

believes energy or nce can lead to a re state of con-ss and findings a scientific experi-nducted on her by se scientists, that the mental state during an energy the same as of yogis meditative state s "samadhi".

nergy dance that she ected is a fusion of ng, Taichi and Chi-which draw energy cosmos.

said the connection n the macrocosm microcosm of the e is represented by are '8' or Yin and

body movements I in this form of nce the figure 8 and draw energy from the sm.

e the Dung-Hung volves body move-he Taichi and Chi-actices are breathing es. The fusion of o takes the dancer to state of conscious-

ile I perform the dance, only my body while my mind stays periencing the bliss-" said Joanna.

university professor nducted the experi-

ment on her was puzzled by the brain waves, which usu-ally change gradually to a higher state of conscious-ness, that changed so fast even when he repeated the experiment a month later, were still giving the same results.

Joanna found out through many years of continued practice and research that this form of dance actually healed spinal problems and back ache.

She has produced a book entitled "Meridian Dancing for Healing" in Chinese detailing the body and hand movements and the meridian healings.

Joanna was born in China but brought up in Taiwan. She learned ballet dance when she was seven years old and went to New York at age 17.

After a short learning stint there, she returned to Taiwan to start ballet and Chinese folk dance classes.

One day in 1989, while visiting the Grand Museum in Taipei, she was drawn to a famous painting of dancing angels.

So impressed was she by the painting that she went to Mou-Kao Caves or Thousand Buddha Cave in Dun Huang, North West China where she saw many cave paintings of dancing angels.

Her curiosity took her to North India from where she was convinced the paintings originated.

She came back to the Mou-Kao Caves to compare the postures and went to India again to compare and reconfirm.

'While I perform the energy dance, only my body moves while my mind stays still, experiencing the blissfulness'
— Joanna

Keen on mastering this ancient dance, Joanna sat and meditated on these postures while practicing and researching, drawing inspira-tion and ideas in choreo-graphing them, finally to emerge as a self-taught yogic or energy dancer.

Today, Joanna has thou-sands of students in Taiwan learning this form of dance which is slowly spreading to other parts of the world. — By RAMESH SIVANATHAN

ABOVE: Joanna expressing one of her postures.

left: Mabel (left) and Jenny are two of Joanna's students.

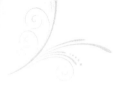

# 禪天下

## 諶瓊華，以意導氣，悅禪體鬆

眉彎含笑、寧靜自若的神情，佐以翩然曼妙的S型身姿，敦煌能量舞編創人諶瓊華，在動中有靜的天人舞姿中，宛如莫高窟壁畫走出來的菩薩身形，是那般清淨祥和、歡喜自在。

「這種洗滌塵心，充滿法喜、無比愉悅豐足的感覺，就是敦煌能量舞蹈內在靈修的深層體悟。」她道。

## S形舞姿，融合太極、氣功

20年前，諶瓊華初臨敦煌莫高窟千佛洞前，看到一尊彩塑菩薩，婀娜娉婷、寧靜安詳，全身散發出超脫凡俗的靈性之美，讓她神之嚮往，感動落淚，也開啟了她日後編「敦煌能量功」的因緣。

原本只因一股熱情，埋首鑽研壁畫舞蹈，從參悟石窟佛像、菩薩的手印、站姿、坐像中，汲取靈感編創舞作，然而10多年練舞不輟的她，逐漸發現修練菩薩與天人之舞，本身即有淨化的效果，能由身姿的美化，進而提升心靈的層次。

而敦煌S形的三道彎舞姿，即為氣功態的氣流，台大校長李嗣涔與國科會氣功科學研究小組，曾幫誼瓊華進行「敦煌氣功」腦$\alpha$波測試，確定練敦煌氣功時，誼瓊華的腦$\alpha$波會直接進入「入定態」。

敦煌舞蹈莊嚴神祕，美感與藝術價值，讓觀眾醉心不已，卻難免給人高不可攀之感。「我一直希望普及敦煌舞蹈，經過科學印證後，使我確信敦煌舞蹈是一種對身心靈有益的氣功舞蹈，因此開始提煉S形的敦煌舞姿元素，將其揉合太極的劃圓，與氣功的呼吸吐納，發展出人人都可以修練的能量養生氣功。」誼瓊華緩緩述說她研創功法的心路歷程。

## 搖擺脊椎，鍛鍊臍功

誼瓊華編創的「敦煌能量舞」分為初階──禪悅舞、中階──元炁、高階──拈花，舞式功法元素源自千年石窟之天人舞姿，藉由左右推胯而形成的S形身姿（由下往上在胯、腰、頸部依次形成三道彎的體態）來搖擺脊椎、鍛鍊「臍功」，以開啟身體自癒能力之樞紐，激發生命能量。

她指出，因為「臍」為人體生命之紐，關係著經脈之疏通、氣血之運行，藉由腰胯部位的左右移動，能活化腹部的生理機能，啟動全身氣機可延緩老化、青春延年。此外，就呼吸法來說，初階者適合自然呼吸法，在進階至高階精修者，吐納主要是跟隨舞姿，緩慢來回下丹田（腹腔）與中丹田（胸腔）之間。

## 意念引導，漸入禪境

「禪悅舞」是敦煌能量氣功之初級功法，取名禪悅，是因練功時能漸入禪境，心生愉悅感，她道：「每一式功法名稱，如寧心靜氣、歡喜自在、神清氣閒、太極合璧、扭轉乾坤、撥雲見日等，都具有意念上的引導作用，練功者隨著專注功法的進行，能排除煩惱雜念，淨空思想，而後循著功法名稱將正向思維導入，讓能量、氣感逐漸增強，進而轉化身心。」

諶瓊華笑道：「菩薩、天人不是一向歡喜自在嗎？修練者在配合的規律緩慢的氣功吐納與圓形的太極磁場，自然會進入心定、愉悅、能量充滿的狀態。」

此即以行帶意，以意帶氣，身、形、意、氣融會貫通，渾為一體，使身心靈達到平衡和諧，進而達到天人合一之境界。

她進一步補充：「一旦心定了，心靈層次即能提升，智慧也能大開　這不就是所謂的定中生慧？」

## 心法要訣　心空體鬆

敦煌能量功為「舞蹈」與「氣功」的結合，動中有靜，靜中有動，動功與靜功相輔相成，透過調身、調息、調心，乃使心靈更趨清明。

然，欲修練敦煌能量功，有何心法？諶瓊華透露：「心空體鬆最為重要。」她直言：「摒除雜念、思維淨

空，需靜心修練，先要『破執』而後『有容乃大』，才容易吸收天地之氣，讓宇宙能量源源而入。也唯有心無所求之後，身形動作才能鬆而不懈，練功較易進入心靈層次的愉悅感。」

「敦煌能量功源自敦煌舞蹈，為內外兼修之功法，欲求獲心靈、精神層次的愉悅禪定，除了動功外，靜功修練亦是一門重要的功課，如禪修、自省、內觀、靜坐，皆為修身養性之基本『內功』。」她解釋。

現年64歲的諶瓊華，體態婀娜、氣色紅潤、氣質優雅，好像才只是個40多歲的熟女。她笑道：「我真的心存感恩，因為我擁有60歲的智慧，卻有40～50歲的體能。這也歸功於每日習練敦煌能量功，不僅心靈上可得安定愉悅，S形的舞式可以美化體態，對於活化細胞、延緩老化、補充能量大有助益。所以我希望能透過積極的推廣、分享，讓更多心浮氣躁，文明病叢生的現代人，從自然療法中，重拾身心靈的健康，也更懂得保健養生。」

文章摘自　禪天下　2009年9月　文/曹麗蕙

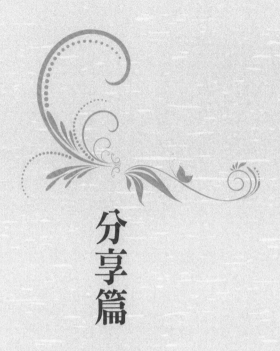

分享篇

# 對能量舞之我見
## ──一門深入，長時薰修

陳雪蘋

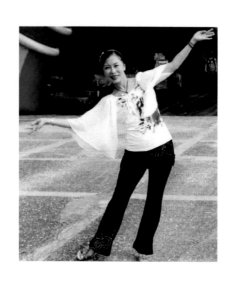

從民國86年，經由朋友介紹，進入「敦煌」的世界，跟隨諶老師學習「敦煌舞」至今已十數年，我的身份亦從學生，升格為助教再進而為老師。當時的「敦煌舞」並不如現今如此為大家所熟悉，甚而式微。在老師萌生退意的當兒，或許是菩薩的旨意與引領，民國91年老師突然福至心靈的研創出──「敦煌能量養生舞」，我們一路伴隨老師的研創過程，是喜悅也是驕傲。接下來是推廣的工作，當是時，也因「社區大學」正屬萌芽階段，需課

程若渴，我們的「敦煌能量養生舞」得以順利推廣至各「社區大學」並茁壯。算算我習「敦煌能量養生舞」的時間，已有10年，我驕傲感覺我的身體無論是內在或是外在，都越變越年輕（今年做的身體檢查顯示，我的身體年齡比我的身份證年齡足足小了10多歲），我的心靈也越變越乾淨，當然我清楚除了身體外在的基本功練習外，內在的修持如真、善、美、淨更需加強，這是諶老師在上課時，不斷耳提面命，「敦煌心法」重要性的原因，要知「感恩」，要有「慈悲」心。畢竟心胸不寬大，如何能接收到好的磁場。我想這是「敦煌能量養生舞」與別的養生運動最大不同處，需「內外兼修」。

　　生為女人，美醜並不重要，但活的有自信、快樂更重要，其中最重要的導因，當然是來自健康的身體，否則一切空談。教學「敦煌能量養生舞」多年，我常聽到學生說「老師，我的腰酸背痛都不見的」、「老師，我昨天回去睡覺睡得好好」、「老師，我這個月MC來時，不會腹痛耶」、「老師，我的小蠻腰又小了一圈」、「老師，我的背越來越直了」、「老師，我懷孕了」、「老師，我乳癌切割手術後，復原的很快」……，此時，我會特高興，因為我又做對了事，而且是有意義的事。

　　時至今日，我深深體認，「敦煌能量舞」只是一個代名詞，一個面向，它真正內涵之意，是要「舞出純真、舞出純善、舞出純美、舞出純淨」，除了外在的基本功練習外，內心的修持必須同時並進，二者缺一不可。

我就是那麼愛著「敦煌能量養生舞」，愛它的自由自在，愛它的寬廣無邊，愛它的一切的一切。我發誓，如果我行，如果我可，在敦煌的世界裡，我將勇往直前，永不懈怠，誠如一位舞者所言：「它已深入我血液，成為我身體的一部份。」

　　感謝諶老師給我亦師亦母的教導，我將擔起傳承的種子，讓「敦煌能量養生舞」永遠發光發亮。

# 曼妙舞姿竟是靈性之門的密碼

韓麗娟

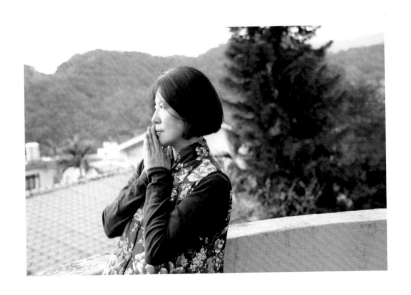

當初因觀賞學姊表演敦煌舞，那菩薩般的美麗莊嚴使我信然踏進內湖教室，再回首時已熱熱鬧鬧走了三年，這一步步老實走來未曾料及它帶給我的幾乎是全人的轉化，如此自然而然潛移默化的效果俯拾皆是隨處都有，我姑且試著說說：

形貌的蛻變「身」：我原來崇尚自然，一向追尋心靈的解脫與奧祕，鮮少花時間留意容貌身材的保養，年輕時不愛運動虛弱的身體被同學戲稱林黛玉，練功才幾年漸

變得凹凸有致，曲線玲瓏，走起路來比年輕時更顯靈活窈窕，甚而連穿著也起了變化，我原先只愛寬鬆樸素復古的服裝，練舞之後見各個老師裝扮美如天仙，便也學著穿起閃亮耀眼緊身服飾，衣櫃裡增加許多過去不曾有過的元素，衣服的主人想當然已幻化轉變。至於健康自不須多言，連日的疲累或失眠的早晨，只要練一套完整功法，即可回復原來飽滿的精氣神，多年未聯絡的學生在電話中直說老師你的聲音好有元氣哦。

一場夢的具現「心」：我的本性原是多愁善感，練功後卻常能感應天地之間的朗照與喜悅，日日心懷感恩。又特別自敦煌舞中領會到女性柔美的質地，尤其跳拈花時，經由音樂及舞姿，招喚出靈魂深處猶如詩詞典籍中的柔媚女子，以舞獻給最心愛的人，舞畢卻在塵俗情緣的滌淨之後，復回歸天女般的自在悅樂。也因此常覺今生一起跳舞的伙伴，同是落入凡塵的天女，約好了結伴來尋前世的靈魂，長久以來尋尋覓覓的心情在敦煌舞姿中得到安頓。

崩落世代裡安身立命的修練「靈」：晨起除了固定的讀書與家務操持，最重要的便是每日的筋絡操與能量功，若遇事不能完成，身心靈都悵然若失。我最喜站在太極陰陽之中，這位置一站定就彷彿在浩渺宇宙找到安身立命的定位，雖面對世道崩毀仍能感受天地的保護與滋養，在不斷變化的動態功法中得到回歸本源的圓滿感受。身在有漏塵世卻得以舞進靈性世界，在靜謐的飽滿中，每常獨自喜悅得落下淚來。

究竟是怎樣的一顆心，才得菩薩託付，竟能編創此進出人間天上的舞蹈？

# 感恩母親
## ——成為我第一個學生

陳蕉

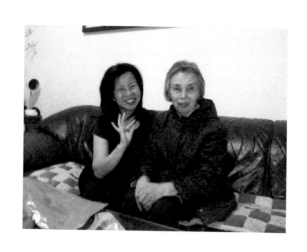

2008年當家人看見母親的憂鬱症的藥包中多了一顆「巴森金氏」的藥時，上網查了資訊才知；原來母親平日臉部僵硬、面無表情及走路像古代小姐裹小腳般的小步走路，是和「巴森金氏」的病症有關，而拿湯碗的手會抖動得很厲害也是因為吃了這二種藥的副作用所引起，姐妹們經過商量後，決定由妹妹帶著七十歲的母親報名肚皮舞想讓她好好地動一動，沒想到上了課之後……

妹妹說：「她帶著母親去上肚皮舞課程時，原本媽媽就因為憂鬱症會緊張，加上四肢較僵硬、動作較緩慢，

學習自然也較慢，當時老師竟然『請媽媽站在旁邊看就好』。」我聽了妹妹這番話非常難過，在心裡面偷偷的許下願望「希望能親自教媽媽學習敦煌能量舞，也期望母親是我第一個學生」。

於是，我參加師資考試並且想推廣給需要的人，我在自己社區的地下室韻律教室開敦煌養生課程，邀請幾位鄰居一道體驗，母親也就成了我第一個學生。害羞的母親剛開始也是被妹妹每週一次連哄帶騙地帶到教室來運動，半年後……

我們發現；平日母親在家就只是動一下，前後不到十秒，就會打哈欠去睡覺，可是，當她去地下室集體運動時，卻可以全場撐一個半小時不用休息、也不喊累，真的很讓我驚訝，最明顯的改變是，她的駝背慢慢的有拉直的現象，而吃憂鬱加巴森金氏症的藥，原本讓她的手會抖得很嚴重，有一天，我告訴她：「手好像比較不會抖了」，母親瞪大眼對我說：「妳真的笨，有運動當然較不抖」，其他的婆婆媽媽們較明顯的是臉上的氣色變好，而上班族的妹妹其電腦手腕原本經常會很痛，在陪母親運動後，也消失不痛，這些都是拜敦煌能量舞所賜。

母親課堂中曾分享：「讀小學時，站在教室外看著同學在跳舞，好漂亮（此時，母親說話的眼神很夢幻），老師走過來問：『要不要一起學？』那時，很想要一起學跳舞，但是知道家裡根本沒錢，就想算了，趕緊就離開，

沒想到如今七十多了，還有機會學跳舞，很高興。」很開心，沒想到跳舞也能為母親圓一個夢。

　　很感恩諶瓊華教授能將如此獨特的仙境舞蹈化為能量舞，分享給我們這群平凡之人，也感恩上天讓我如願帶著母親運動，如今，我成為一位有資格陪伴她人的敦煌能量舞講師在基隆社區大學授課，這一切，更感恩我的母親讓我有機會成長，每當我看見母親爽朗的笑容時，感覺生命的意義，或許就是和身邊的人開開心心、健康快樂地過生活吧！

# 木頭與腦 $\alpha$ 波的邂逅

江志遠

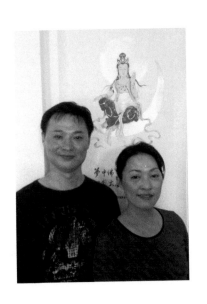

我是一個熱衷運動且養成幾乎每日三千公尺慢跑的習慣的人,這樣的習慣卻在持續12年後出現健康的警訊,膝關節、肌肉及筋骨似乎無法再承受這樣的劇烈運動,同時在立法院擔任國會聯絡的工作、生活、小孩教育繁瑣事務及攻讀博士的壓力,加上總感覺內人經常性的釋放負面情緒,讓我苦思許久是不是有簡單、有效或能同時解決這些問題的辦法,而這樣的一方良帖,內人和我居然就在文化大學推廣教育部的課程中讓我們遇見了。

記得二年前寒假即將開學的一個午後，內人興起表示要就近去建國南路文大推廣教育部進修接觸點不一樣的知識，我立即主動流灠網頁尋覓之後，下意識就主觀界定「養生」「能量」等字眼的東西就是好的，很適合她快快把負面能量排除掉，於是大力推介一番，又擔心她動力不足不去上課，大喊一聲「我們一起去吧！」自己也就「跳」進來了。

對於這門課期待的終極目標就是把內人「修理好」，其他的問題就暫不在考量之內，甚至開課當天到了班上才發現我是唯一的男生，跳舞練功原本不是我的興趣，也會讓我感覺到些許的不自在，中途幾次興起放棄念頭，卻又想起當初狠狠的誓言，內人沒有完成階段性的課程我不能輕易抽腿，更何況這是我的原意，還有諸多老師與同學們的鼓勵與支持，用一視同仁的想法看待任何肢體動作，提起勇氣勤訓苦練，不起分別心，這方面我當時算是有認真到位。

此功法由初、中、高級筋絡操交錯搭配禪悅、元炁及拈花等三支氣功舞蹈，這個過程需要不斷作身形的雕塑與演練，除了在課堂中練習之外，回家有沒有作功課也很重要，因為下次上課老師一看就知道，自己也會感受到與同學的落差，初時認真臨摹老師的動作，熟練到會覺查出最適合自己的形式，個人認為，當瞭解與懂得如何流暢自己身體的動作，氣感就會因應而生，繼續按部就班作好功法

精進，再熟練到不需要記憶舞蹈支節動作時，氣將隨意念而行，其間心法就是由「有為」到「無為」忘我的專注。

　　啃蝕健康老本的激進運動方式離我愈來愈遠，莫名其妙的酸痛與不適感也逐漸消失，取而代之的是柔軟的身心靈，緣由幫助內人解決負能量的想法，進而發現與擁抱這樣的新天地，內人與我是何其幸運，這一切都要感謝千惠老師的啟蒙、憶苗老師的教導及創始人諶老師百忙之中經常的探視、關懷與現身說法，讓我們夫妻二人受益匪淺豐富我們的人生，願以此機緣所觸發的一切與所有願意追求健康、快樂與幸福的人共享。

# 身、心、靈的豐富饗宴
## ——十年學習的感恩

簡秋柏

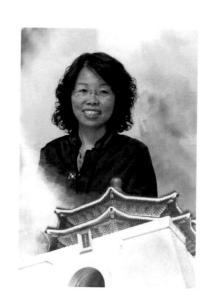

我是一個運動細胞不協調的人，在教室上課面對鏡子學習時，會有稜鏡效應，不僅無法作出協調的動作，甚至於方向都會顛倒；由於曾遭二次小車禍造成胸椎側彎、腳的支撐力不足影響身體平衡及現代人因工作壓力、長時間操作電腦及久坐辦公桌室等職業傷害引起的背疼、腳麻等現象，雖學習上較遲緩、表現不優，但是仍蒙老師諄諄教導，實甚感恩。

每當順著輕柔優雅的音樂練習能量舞時，是一種身體的享受和心靈的饗宴；常自思：地球上數十億人，知敦煌學及敦煌者不為多數，能習敦煌舞者少數，而能習得敦煌能量舞者更稀少，能得諶老師親自授課者則猶如鳳毛麟角，何其有幸？也許是累劫累世修來的福報。更感恩老天這份藏在敦煌石窟的養生寶藏，透過老師的慧眼四十多年來多次前往敦煌潛心鑽研、修練、研發。老師有如佛教歌舞神之化身將舞樂供養的「飛天」、「緊那羅」、「乾闥婆」，不僅舞出佛、菩薩的神韻、曼妙舞姿及宗教內涵，並將其用生命精力心血孜孜不倦，所解密天人舞姿的養生密碼，絲毫不藏私的分享與世人更令人感動。

　　由於對於敦煌舞的喜歡，更進入「佛像藝術欣賞」的殿堂，老師所編創之敦煌舞蹈及功法，多為盛唐時期風格之展現；外在神韻雍容氣度，內斂的沉穩眼神、眉宇之間似笑非笑之安詳有如菩薩般禪定愉悅。勤於練習功法除了達到瘦身與塑身之功效外；同時可感受到禪定及動禪之妙也！此乃非入其門無從探知的，門外之人所見糖盒，知其甜美，唯獨真正品嚐始知為醍醐美味。另外對於與敦煌相關之人文、美學及藝術欣賞等，更開拓多方位的學習；當然也少不氣功、能量醫學保健等學習，伴隨而來的是如此燦爛豐厚的生命。

　　最近幾年，多年不見的老朋友碰面時，總會問起：「妳為什麼看起來比以前年輕、漂亮？」最開心的是四十歲以前，漂亮美麗這些字眼總是與我無緣，隨年歲增長竟

然可常聽到。有一名言：四十歲以前醜是父母的錯，四十歲以後醜就是自己的錯。這應該是練此功法促進腦內啡分泌的另一個成果，應可提供給老師做檢核與驗收的。最後，以最誠摯的祝福老師健康、美麗與喜悅，永遠是我們的導師。

# 許自己一個好身體

楊美麗

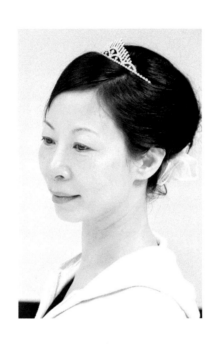

高齡化社會，將來一位年輕人要照顧3~4為老年人。當務之急，為自己儲備，年輕柔軟強韌靈活而又能承受壓力的好身軀，健康快樂有尊嚴的活到老去。健康「保養」運動是科技時代全民會面對的重要課題。

元炁舞功法代強調身、心、靈的修養。將元炁舞當作養生及表演者的身體訓練功法：當舞蹈中的慢動作，多了許多深呼吸和流動，身體變輕沉緩細膩的轉折過程。

身體由外而內逐漸放鬆，配合深、綿、勻呼吸，讓身體五臟六腑得到自我按摩；呼吸吐納中，配合肢體筋骨的鬆，使氣息灌注全身，氣血通暢。基本上它與中醫對人體的瞭解是同出一源的。從易經「遠取諸象、進取諸身」以下的中國哲學，都把人體當作與大宇宙相應的小宇宙。

　　元炁舞功法讓身體「鬆到裡，底，透」的身心境界。不止健身養生，更能傾聽身體的聲音。

　　身體的可塑彈性與心靈相互影響，彼此潛移默化。元炁舞運動方式可以極緩慢；不是刻意為之，而是因為細膩深層。

　　「元炁舞像是動態的靜心，發展身體與內在空間。在練僵化柔的過程中，感到更加自由。」

　　元炁舞，的訓練對我最大的好處，可以增加肢體的韌性及穩定度，除了可以做到更多高難度的動作，還可以有效預防運動傷害等等。

　　當然，這套運動方式的美妙之處還不只這些。正因為身體與心靈之間有其微妙的連結互動，透過身體的覺醒，而帶動心靈的覺醒，也是大有可為的。我的確深深覺悟到，唯有清淨的身體環境，才可能孕育清淨明朗的心靈。進而提昇智慧，中國養生思想的終極目標，就是追求身心靈的調和。

## 用身體自由治療精神官能症

　　目前台灣地區的精神官能症患者粗估在五百萬人以上，除了藥物與心理諮商，以西方醫療為主的醫界尚無有效對策。就我與學習者十多年互動經驗，有一成失眠及憂鬱者例行藥物醫療再配合勤練元炁舞一段時間後，並病症皆有改善甚至藥量減半，唯有以喚醒肢體本能的運動方式加上心理的建設方可改善。

　　元炁舞好在哪？好在它簡單易學，又有深厚的文化淵源。

　　元炁舞，可以成為現代人追求身心和諧的最佳介面。可以具體而有效的調和人體生理機能，預防各種現代疾病，更可以藉著面對身體的酸痛，達到面對壓力、修心養性的功能。

　　然而，從身體的深層運動，逐漸體會生命充滿無限延伸的可能，每天充滿精進的喜悅，心裡每日充滿對大地宇宙萬物感恩。也幸遇諟老師循循善誘，啟蒙大恩大德，永銘於心。

## 身體就是靈修的道場

　　剛開始學習的前3個月，靜聽身體用酸麻疼痛發出的訊號；會痛會酸，不是生病了，就是身體內鬱積的壓力沒有釋放出來。等到全然放鬆後，疼痛不存在了，身體轉為虛無，喜悅湧出；最後、就是心如明鏡的狀態。

元炁舞是一個方便的法。可以排解現代人的身心壓力；女人可達雕塑魔鬼身材。

　　對一般人來說，宗教的無上甚深微妙法，百千萬劫難遭遇；登高行遠，不如從追求自己的身心平衡著手。

# 我所體認之敦煌舞與敦煌能量功

李憶苗

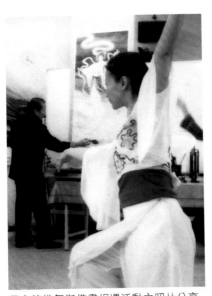

元宵節佛舞與佛畫相遇活動之照片分享

今早一邊做事一邊聽敦煌舞之樂曲，坐下來靜心一聽，腦中隨著樂曲浮現許多天女翩翩起舞之畫面，雖尚未深入習練敦煌舞，但幽揚的樂聲，總有淨化人心的妙用，浮現的畫面卻是充滿動態的美感。若說能量舞是與宇宙天地靈氣的連結，那敦煌舞是與天人連結更多些，能將聽覺的音符編創出一支支視覺的舞蹈，不禁佩服編舞者

的創意與天賦，當下心中充滿深深的感恩，編舞者受更高靈性的啟發而後編創出支支動人的舞碼，這是多美的發生！想必背後定充滿動人的故事及不為人知之辛苦吧！此刻體悟，更讓我心存感恩與珍惜。（諶老師真謝謝您）

　　能量舞在後段有很多是要靠自己在心法及禪修上修煉及精進才能不斷進步，但敦煌舞卻需要更多身體的練習，技巧的純熟，雖習敦煌舞不深，但覺得它是「天人律動之舞」，是仙子在跳舞，而能量舞更多是練功，是靈性舞蹈，更多像「菩薩心性之舞」。二者共振頻率不同，連結能量場也不同，後者更像在深深的靜心，前者較多之愉悅與變化，心法、功法不同，相信對身心的影響也必不相同吧。

健康Life8　PE0053

# 新鋭文創
## INDEPENDENT & UNIQUE

# 敦煌能量舞
## ——元炁

| | |
|---|---|
| 作　　者 | 諶瓊華 |
| 責任編輯 | 蔡曉雯 |
| 圖文排版 | 賴英珍 |
| 封面設計 | 陳佩蓉 |

| | |
|---|---|
| 出版策劃 | 新鋭文創 |
| 發 行 人 | 宋政坤 |
| 法律顧問 | 毛國樑　律師 |
| 製作發行 | 秀威資訊科技股份有限公司 |
| | 114 台北市內湖區瑞光路76巷65號1樓 |
| | 電話：+886-2-2796-3638　傳真：+886-2-2796-1377 |
| | 服務信箱：service@showwe.com.tw |
| | http://www.showwe.com.tw |
| 郵政劃撥 | 19563868　戶名：秀威資訊科技股份有限公司 |
| 展售門市 | 國家書店【松江門市】 |
| | 104 台北市中山區松江路209號1樓 |
| | 電話：+886-2-2518-0207　傳真：+886-2-2518-0778 |
| 網路訂購 | 秀威網路書店：http://www.bodbooks.com.tw |
| | 國家網路書店：http://www.govbooks.com.tw |

| | |
|---|---|
| 出版日期 | 2013年11月　BOD一版 |
| 定　　價 | 460元 |

國家圖書館出版品預行編目

敦煌能量舞：元炁 / 諶瓊華著. -- 一版. -- 臺北市：新
銳文創, 2013. 11
　　面；　公分. -- (健康Life；PE0053)
BOD版
ISBN 978-986-5915-91-9 (平裝)

1. 氣功　2. 健康法

413.94　　　　　　　　　　　　　　　　102020936

# 讀 者 回 函 卡

感謝您購買本書，為提升服務品質，請填妥以下資料，將讀者回函卡直接寄
回或傳真本公司，收到您的寶貴意見後，我們會收藏記錄及檢討，謝謝！
如您需要了解本公司最新出版書目、購書優惠或企劃活動，歡迎您上網查詢
或下載相關資料：http:// www.showwe.com.tw

您購買的書名：_____

出生日期：_____年_____月_____日

學歷：□高中 (含) 以下　　□大專　　□研究所 (含) 以上

職業：□製造業　□金融業　□資訊業　□軍警　□傳播業　□自由業
　　　□服務業　□公務員　□教職　　□學生　□家管　　□其它____

購書地點：□網路書店　□實體書店　□書展　□郵購　□贈閱　□其他

您從何得知本書的消息？

　　□網路書店　□實體書店　□網路搜尋　□電子報　□書訊　□雜誌

　　□傳播媒體　□親友推薦　□網站推薦　□部落格　□其他_____

您對本書的評價：(請填代號　1.非常滿意　2.滿意　3.尚可　4.再改進)

　　封面設計____　版面編排____　內容____　文／譯筆____　價格____

讀完書後您覺得：

　　□很有收穫　□有收穫　□收穫不多　□沒收穫

對我們的建議：_____

_____

_____

_____

11466
台北市內湖區瑞光路 76 巷 65 號 1 樓
## 秀威資訊科技股份有限公司　　　收
### BOD 數位出版事業部

....................................................................................

（請沿線對折寄回，謝謝！）

姓　　名：＿＿＿＿＿＿＿＿＿　　年齡：＿＿＿＿　　性別：□女　□男

郵遞區號：□□□□□

地　　址：＿＿＿＿＿＿＿＿＿＿＿＿＿＿＿＿＿＿＿＿＿

聯絡電話：(日) ＿＿＿＿＿＿＿＿＿＿　(夜) ＿＿＿＿＿＿＿＿＿＿

E-mail：＿＿＿＿＿＿＿＿＿＿＿＿＿＿＿＿＿＿＿＿＿